緩和医療の基本と実践、手とり足とり教えます

がん患者さんの身体と心の痛みの診かた

沢村敏郎／著

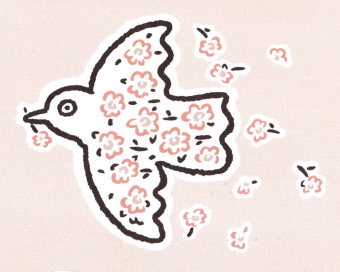

JN186359

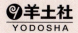

羊土社
YODOSHA

謹告

　本書に記載されている診断法・治療法に関しては，発行時点における最新の情報に基づき，正確を期するよう，著者ならびに出版社はそれぞれ最善の努力を払っております．しかし，医学，医療の進歩により，記載された内容が正確かつ完全ではなくなる場合もございます．

　したがって，実際の診断法・治療法で，熟知していない，あるいは汎用されていない新薬をはじめとする医薬品の使用，検査の実施および判読にあたっては，まず医薬品添付文書や機器および試薬の説明書で確認され，また診療技術に関しては十分考慮されたうえで，常に細心の注意を払われるようお願いいたします．

　本書記載の診断法・治療法・医薬品・検査法・疾患への適応などが，その後の医学研究ならびに医療の進歩により本書発行後に変更された場合，その診断法・治療法・医薬品・検査法・疾患への適応などによる不測の事故に対して，著者ならびに出版社はその責を負いかねますのでご了承ください．

改訂版の序

　本書の初版である『緩和医療レッスン』が出版されてから7年になりました．その間，医学の進歩だけでなく医療制度そして一般市民の医療に対する考えも大きく変化しました．そこで，今後とも読者に役立つ書になってほしいと思い，内容の見直しとともにタイトルも刷新し，改訂の運びとなりました．
　今回の改訂にあたっては次の点に留意しました．
1：基本的で10年後も変わらない知識や考えはそのままとした
2：保険請求や制度上に関することは今後，変化するので，その点を留意し記載した
3：患者さんだけでなく医療者の心のケアにも役立つことに留意した
　また，読者の方へのお願いとして，薬については現時点で使用可能なものを記載しましたが，今後その評価は変わることもあると思われるのでその点は留意していただきたいと思います．
　この改訂版が，すべての医療者に役立ち，初版の既読者にとっても満足できるものになってほしいと願っています．
　最後に，本書の改訂に献身的努力をしてくださった羊土社編集部に深く謝意を表します．

2015年2月

愛すべき2匹の老犬に寄り添われて

沢村敏郎

初版の序

　私は1980年に医学部を卒業し，すぐに外科医として臨床に従事しました．患者さんを診て，手術を行い，合併症に悩み，再発すれば最期まで診療してきました．そうするのが当たり前で，外科医の務めと思っていました．ですから緩和医療の必要性が叫ばれるようになって，逆に違和感がありました．なぜなら，緩和ケアは特別な分野ではなく，日常診療そのものだったからです．
　しかし20世紀末までの癌専門病院や大学病院の緩和医療の実情は地方の病院よりもお粗末でした．そのような経緯をふまえ，現場の医療から得た知識やノウハウを世に発信することは私に与えられた使命と考えました．
　21世紀になり政策的にも『がん対策基本法』が成立し，緩和医療の充実とともに緩和ケアチームの設立が誘導されるようになりました．しかし十分な質が保証されている施設は多くありません．本書は，そのレベルアップの一助になることを目的に作成しました．
　本書は，にわか作りのマニュアルやハウツー本ではありません．その内容は，私だけでなく看護師や薬剤師そして栄養士などが経験したことや，問題になった事例をレッスンの形で紹介するとともに，私と縁あって一緒に歩んだ患者さんから教えられたエッセンスを示しています．ですから研修医の勉強になるだけでなく，一般医にとっても共感できる内容と思っています．また医師だけでなく，看護師や薬剤師の皆様にとっても理解でき役立つことを目的にしています．とくに緩和ケアチームの一員は，必ず知っておいていただきたい内容です．
　本書は，レジデントノート誌に連載した内容を最近の医療現場に即して見直すとともに，新たに項目を追加しました．
　とにかく多くの医療者に読んでいただいて，楽しく，面白く学習でき，かつすぐ役立つことを目標にしております．それだけでなく読者の皆様が，何かそれ以上のものを本書から得られたら，私の企みは成功したことになります．

2008年5月

沢村敏郎

緩和医療の基本と実践、手とり足とり教えます

CONTENTS

Part 1　緩和医療はじめの一歩

Lesson 1　緩和医療はプライマリケアのひとつ　12

1 チーム医療に対する筆者の考え／**2** チームの構成は？／**3** 緩和医療を身につける前に注意してほしいこと／**4** 年代別の日本における緩和医療

蛇足の話　がん手術の変遷を考える　16

Lesson 2　痛みのコントロールは医療の原点　18

■ 昔の医療者の間違った考え方―あなたはこんなことを思っていませんよね

Lesson 3　心の痛みからトータルペインへ　21

1 心の痛み―自分の経験レベルにあわせた対応を考えよう／**2** 心の痛み―チームで変えよう／**3** 心の痛み―スピリチュアルペインを感じとろう

Lesson 4　コミュニケーションスキル　27

1 緩和医療とコミュニケーションスキル／**2** 医療者に必須のスキル「あいうえお」について／**3** 「あいうえお」について詳しく学ぶ

Lesson 5　悪いニュースを伝える　41

1 なぜ悪い知らせを伝えるのか／**2** 悪い知らせを伝える方法／**3** 「かきくけこ法」とは／**4** 参考文献などについて／**5** ロールプレイについて

Part 2　疼痛薬の使い方

Lesson 6　身体の痛みには「正しい診断」と「薬の知識」　58

1 必ず知っておきたい身体の痛みのマネジメント／**2** 痛みとチーム医療／**3** アートとしての痛みコントロール

蛇足の話	ペンタゾシン錠とナロキソンの話…65／新しい鎮痛薬??の話…76
知って得する話	「強い」「弱い」の本当の意味…66／併用の話…66／VAS（NRS）の目標…75
用語解説	WHOのがん性疼痛ガイドライン…78／フェンタニルについて…78

Lesson 7　身体的痛みのマネジメントをやってみよう！　79

1 痛みのアセスメント／**2** 痛みのマネジメント

Lesson 8　オピオイドが効きにくい場合の鎮痛補助薬ってなに？　95

1 オピオイドの効きにくい痛みと鎮痛補助薬／**2** 現場での対応—薬は多いが役に立たず／**3** 現場での対応—固定観念はケガのもと／**4** 現場での対応—素人がマネをすると少し危険なプロの疼痛管理

| 蛇足の話 | ステロイドを使えるようになれば一人前の医者…102／「極量」が薬剤師の世界からなくなった話…103／保険制度下の疼痛管理とその問題点…107 |

Part 3　諸症状への対応

Lesson 9　がんに対する姑息的治療ってなに？　110

1 姑息的治療のエビデンス／**2** 神経ブロックについて／**3** 放射線治療について／**4** 外科治療について／**5** 抗がん剤の治療／**6** さいごに—姑息的治療の3ステップ

| 蛇足の話 | 局所麻酔の歴史…114／EBMとNBM…120 |

Lesson 10　呼吸困難の症状緩和　123

1 呼吸困難の管理／**2** 最初にすべき対応は？／**3** 原因と対症療法を知ろう／**4** どうしても呼吸苦をコントロールできないときの対応／**5** 咳のコントロール／**6** 胸水のマネジメント

| 蛇足の話 | 欧米との使用薬の違い…132 |
| 知って得する話 | 呼吸の状態と予後の予測…126／トロッカーアスピレーションキットの留意点…133 |

CONTENTS

Lesson 11 がん末期の腹水の管理　135
1 がん末期における腹水とは／**2** 腹水のマネジメント／**3** 腹腔穿刺をやってみよう

蛇足の話　癒着剤の使い方…138

Lesson 12 がん患者の輸液や食事の話　139
1 知っておきたいがん患者さんの栄養の話／**2** 栄養評価をやってみよう／**3** 肉体的・精神的・経済的背景を考える

蛇足の話　野菜はがんに効果的か…141

知って得する話　味覚障害の時にどうするか…142

用語解説　NST…148

Lesson 13 皮下注をやってみよう　149
1 緩和医療では皮下注が役立つ／**2** 持続皮下注のススメ／**3** 皮下注の実際／

蛇足の話　モルヒネの持続注入器を使う際の配慮…154

Lesson 14 厄介なせん妄に対応する　155
1 せん妄の原因について／**2** せん妄について知っておきたい注意点／**3** せん妄の治療

蛇足の話　「振戦せん妄」と「夜間せん妄」…157

Lesson 15 救急でがん患者さんに出会うとき　162
■ oncologic emergency に対応する

蛇足の話　穿孔部位の術前診断の難しさ…164

Part 4　ファイナルレッスン

Lesson 16 死の話をしてみよう　168
1 死について考える／**2** 知っておきたい死別のケア／**3** 医療における死の問題点／**4** 医療者自身が気をつけるべき「死」の問題／**5** 筆者の偏見に満ちた情報の収集法／**6** ファイナルレッスンを終えて

付録　緩和医療において知っておきたい薬一覧 ……………………… 182

索引 …………………………………………………………………………… 202

問題 解いてみよう

知っておきたい緩和医療の基礎知識を，
Q&Aで予習・復習してみましょう

問題1	知っておきたい痛みのケア ……………………………………… 19
問題2	「痛み」についての正しい認識 ………………………………… 59
問題3	WHOがん性疼痛ガイドラインの使い方 ……………………… 61
問題4	「オピオイド」に対する正しい認識 …………………………… 66
問題5	医療用麻薬の適切な使用法とは ………………………………… 83
問題6	身につけたいオピオイドローテーション ……………………… 84
問題7	レスキューの指示を忘れずに！ ………………………………… 85
問題8	よくある皮下注の疑問について ………………………………… 153

症例 考えてみよう

あなたなら，こんなときどうしますか？
症例とQ&Aから，現場でとるべき対応を考えてみましょう

症例1	がん告知の事例 …………………………………………………… 22
症例2	手術前日に自殺未遂した事例 …………………………………… 23
症例3	がん再発告知の事例 ……………………………………………… 24
症例4	形式的なコミュニケーション例 ………………………………… 29
症例5	「あいうえお」の順に診察 ……………………………………… 30
症例6	待たされて怒っている患者さんへの対応 ……………………… 32
症例7	医療不信の家族への対応 ………………………………………… 33
症例8	色の違う点滴の話①〜外来化学療法室にて …………………… 35
	色の違う点滴の話②〜薬を間違えた！ ………………………… 37
症例9	痛くても麻薬を拒否する話 ……………………………………… 38
症例10	命がかかっているのに …………………………………………… 44
症例11	本当の告知とは？ ………………………………………………… 47
症例12	よくあるアセスメントの間違い〜どれが真実？ ……………… 80
症例13	よくあるアセスメントの間違い〜自制内とは？ ……………… 80
症例14	よくあるアセスメントの間違い〜痛みよりつらい副作用 …… 81
症例15	よくあるアセスメントの間違い〜痛みはがんだけ？ ………… 82
症例16	よくあるアセスメントの間違い〜オピオイドだけが嘔吐の原因？ … 82

CONTENTS

症例17	よくある間違った管理〜変更？ あるいは併用？	85
症例18	よくある間違った管理〜レスキューに使用するオピオイドは？	86
症例19	よくある間違った管理〜誤解が招く悲劇	87
症例20	よくある間違った管理〜事故？ それとも…	88
症例21	よくある間違った管理〜動かなければ痛くない？？	88
症例22	よくある間違った管理〜副作用が心配？	89
症例23	よくある間違った管理〜パッチは簡単？	90
症例24	よくある間違った管理〜オピオイドの減量も忘れずに！	91
症例25	よくある間違った管理〜投与は無駄？	92
症例26	よくある間違った管理〜お金のことも忘れずに！	92
症例27	薬ばかりが多くコントロールできていない例	103
症例28	痛みの本当の要因がわかりにくい例	105
症例29	呼吸増悪時の対応	128
症例30	血清アルブミンの予想①〜卵巣がん疑いの33歳女性	145
症例31	血清アルブミンの予想②〜胃がんIV期の40歳女性	145
症例32	血清アルブミンの予想③〜感冒をこじらせ呼吸困難にて緊急入院した肺がん術後3年経過した50歳男性	146
症例33	せん妄の本当の原因は？	157
症例34	呼吸困難のoncologic emergency	165

本書の登場人物

研修医レジノ
研修医2年目．現在救急部の外科医，古居先生の元で研修中．緩和医療についてはほとんど知識なし．将来はプライマリケアができる医師を目指す．

沢村先生
外科医一筋25年の大ベテラン．専門は呼吸器外科．緩和ケアチーム立ち上げをきっかけにがんの緩和医療に取り組み，少しでも患者さんの苦痛を和らげるため，日々奮闘中．研修医の教育にも熱心なやさしい先生．

古居先生
沢村先生と同じく，大ベテランの消化器外科医．ただし，緩和医療については，まだまだ昔の（古い）知識に頼る傾向がある．レジノ君の指導医．

Part 1

緩和医療
はじめの一歩

- Lesson 1　緩和医療はプライマリケアのひとつ ……… 12
- Lesson 2　痛みのコントロールは医療の原点 ……… 18
- Lesson 3　心の痛みからトータルペインへ ……… 21
- Lesson 4　コミュニケーションスキル ……… 27
- Lesson 5　悪いニュースを伝える ……… 41

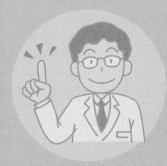

Part1 ●緩和医療はじめの一歩

Lesson 1 緩和医療はプライマリケアのひとつ

緩和医療＝ターミナルケア，という認識の時代は終わり，これからはプライマリケアとしての取り組みが重要となります．

研修医 レジノ「沢村先生，研修医なりたて2年生の僕に重い緩和医療の話というのはどうでしょうか？」

沢村先生「ちょっと待った．プライマリケアのなかに緩和医療があるのだけど」

レジノ「緩和医療ってホスピスでのターミナルケアのことですよね．僕には重すぎてちょっと…」

沢村「緩和医療っていうのは医療の原点なんだよ」

レジノ「**がんの末期のケアが緩和医療じゃないんですか？**」

沢村「誰でも病気になれば痛みや症状を緩和してほしいし，最期まで苦しんで死にたくないよね．これって**医療の原点**じゃないのかな？ 救急医療のなかにも緩和医療は必要と思うよ」

レジノ「そうかな??」

沢村「じゃ，君のために緩和医療の講義をやろう」

　ということでこのレッスンを始めましょう．
　緩和医療のキモは**コミュニケーションスキル**と**症状緩和**そして**チーム医療**です．今回のレッスンではまずチーム医療について考えてみましょう．
　例えば，一般の企業であれば患者さんはお客さまに相当します．『お客さまは神様です』であればチームの目標は，お客さまの満足度をあげることが目標になります．もちろん利益をあげなければ企業は存続できませんが，企業の利益だけを優先せずに顧客満足度とコストパーフォマンスを重視し

たサービスを提供する企業が顧客にとって,良心的で優良な会社です.一般の営利を目的とするサービス業ではその通りですが,医療でもそうでしょうか?

1 チーム医療に対する筆者の考え

　チーム医療では,患者さんそして家族や医療者もすべてチームの一員です.つまり『患者さんはお客さま』というより『患者さんは会社の仕事に疎いオーナー』に近いかもしれません.そのオーナーのために医療の質を上げることはオーナーのためだけでなく,チーム各自の技能向上にもなります.おのおのがチームの一員として『いい仕事』をし,チーム内のコミュニケーションが良好であれば,オーナーである患者さんは最も利益を得られます.もし最終結果が悪くても,オーナーがチームの仕事に満足し,チームに対して感謝していれば,チーム全員が満足します.しかし一般のサービス業ではコストに見合った結果が提供できなければ,顧客から非難されるでしょう.

　医療では,チームを支えるのはサービスを提供する医師や看護師ではなく,患者さん自身の生きざまが医療者を教え導きます.つまりサービスを受ける患者さんが,医療者を育てる最も大事なキーパーソンなのです.これが『**患者中心の医療**』の真の意味だと思います.

　患者さんはチームの中心的存在であり,かつオーナーです.患者さんの立場は医療者の上でも下でもなく対等です.医療者と患者さんは助け合って病気に立ち向かう同志であり,お互いを成長させうる関係にあります.**患者さんと医療者間の相互教育が『医療教育の原点』です.**

　最終的に,患者さんはチームの関与したすべての結果(良くても悪くても)を引き受けなければならないのです.これが患者さんをお客さまと考えるサービス業と医療の大きな違いです.

　個々の医療者は医学・看護・薬学や栄養に関してプロであっても自分の専門性だけに特化していてはチームのなかで浮いてしまい,チーム医療の足を引っ張る存在になります.そうならないためには,患者さんや他業種の医療者とコミュニケーションが十分にできないといけません.つまりチーム医療では,チームのおのおのがプロの医療者を目標にがんばるだけでな

く，情報を共有して足りないところを教え合ったり，手助けしたりすることが最も重要なのです．

2 チームの構成は？

筆者ががんサポートチーム（緩和医療チーム）を大阪医療センターで立ち上げたとき*，最もこだわったのは『患者さんの医療の質を保証する』ことでした．そのために，患者相談の依頼を行えるスタッフは，病院の職員すべてにしました．つまり主治医だけでなく，看護師はもちろん，事務職員であっても医療センターで働いているスタッフであれば誰でも，患者さんにとって必要と思えばがんサポートチームに依頼できるようにしました．そして患者さんの承諾と主治医の意向確認のもとに介入するようにしていました．つまり病院のスタッフ，患者さん，家族すべてがチームの構成員であり，医師だけでなく誰でもコンサルトを希望すればサポートチームが関与できるよう垣根を低くすることによって医療の質を保証できるようにしました（他の病院では医師の依頼にのみ関与する緩和チームが多いのですが，問題なのは医師からの依頼がない患者さんなのです）．

*筆者は2006年11月まで独立行政法人国立病院機構大阪医療センターに勤務．がんサポートチーム立ち上げに尽力した

3 緩和医療を身につける前に注意してほしいこと

がんサポートチームのひとりとして一般病棟を歩くと，いろいろな無知や誤解による悲劇に出会います．そして緩和医療の実践には哲学や医学知識のみでは診療に役立たないことを痛感します．個々の医療者が問題解決する能力と技術を磨かないと緩和医療の質は向上しません．

医療者の成長は緩和医療の歴史をくり返すように変化するようです．つまり初級（80年代），中級（90年代），上級（21世紀）と技能は向上します．

例えば，がんの告知に関していうと

初級：治癒の可能性が高いがんの病名告知（80年代当時，早期のがんは告知されていました）

中級：すべてのがんの病名告知（90年代よりがんの告知が原則的になってきました）

上級：予後告知（21世紀になり予後告知の重要性と告知のしかたが大切であることが認識されています）

このような時代的ギャップは，患者さんだけでなく家族の考えや医療に対するニーズにもあてはまります．チーム医療に関しても同様です．

4 年代別の日本における緩和医療

80年代から，がんの治療体制には大きな変遷がありました（**表**）．

1 80年代

患者さんの家族は，患者さんにがん告知をすることを拒否していました．医師は看護師や家族と共謀し（これがチーム医療と思い），がんを隠して治療していました．その結果，ドラマのように患者さんは悲喜劇の主人公となり，不信感をもちながら亡くなられていきました．

→ 医師中心のチームで形式的なチーム医療

2 90年代

がんの告知だけが先行しました．治療の主人公は専門家の医療者であり，治療のためには告知が不可欠ですし医療訴訟対策のためにも「告知ありき」の姿勢へと変化しました．治療がなくなったとき（本当は治療がなくなることはないのですが）医師や看護師は患者さんにホスピスに移るよう勧めました．患者さんは医療者から見捨てられたと感じ，疎外感と孤独感で辛い思いをしました．

→ 医師とメディカルスタッフが対立ないし協力しながら患者さんを支える医療者中心のチーム医療

表 日本の医療の変遷

	チーム医療	がん告知	医師の教育	麻薬を取り巻く環境
1980年代	医師中心	早期がんの告知	医局中心	WHOがん疼痛ガイドライン勧告
1990年代	医療者中心	すべてのがん告知	EBM	麻薬取締法緩和
21世紀	患者中心	予後告知	質の保証	オピオイドの種類拡大

3 21世紀

　患者さん中心の医療と情報開示が最も重要であることが認識されています．しかし一部の医療者は，80年代の思考の患者さんに対して，21世紀の感覚が最も良い方法と思って，情報を押しつける愚が生じています．これは，古い考えの患者さんや家族を段階的に教育する責務が医療者にあることを忘れているために生じています．

　チーム医療でも同様に，80年代の意識の医療者と21世紀の感覚の医療者では話が合いませんし，そのままではチームとして一緒に共同作業を行うことは難しいでしょう．つまり，医療者，チーム，患者さん，そして家族全員が80年代から成長し，21世紀の医療に変わっていかなければ，より良い緩和医療は成立しません．そのためにはチームで教え合い進歩していかなければなりません．

　医師だけでなく看護師やメディカルスタッフすべての医療者が，緩和医療の質を向上させるためにステップバイステップで学習し，問題解決能力の向上をはからなければなりません．

→ 患者中心と質の保証のためのチーム医療

蛇足の話　がん手術の変遷を考える

　がんの手術に関して年代別に比較すると，80年代は拡大手術が勧められ，レトロスペクティブスタディで病期別の成績の向上が統計学上は示されました．多くの報告では，拡大手術によって対象となった症例の病期が進行した病期に移動（migration）したため，従来行っていた手術対象の病期の成績がみかけ上，良くなったのです．しかし実際の治療成績の向上はなく，逆に合併症の増加やQOLの低下を認めました．

　90年代は生存率の成績が変わらないのであれば，縮小手術が望ましいと考えられるようになりました．本邦では，対象症例を限定して縮小手術が行われたので，初期の報告例は非常に成績が良かったものです．しかし，かなりバイアスがあるので一般の診療にあてはめるには問題がありました．実際，安易な適応によって局所再発の増加や再手術，そして患者負担の増大が散見されるようになりました．

　21世紀になり，外科手術手技に対してもEBMの手法がとり入れられて手術成績に対して評価されるようになってきましたが，対象の吟味，診断能力の差，術者の技量，ラーニングカーブ，施設間の格差などを考慮しなければ正しい評価は難しいでしょう．

　結局，現時点では手術適応や手術成績の評価は数字に惑わされないで，批判的に吟味する必要があります．

> [レジノ]「僕は2年前に医学部を卒業したから21世紀の医師ですね？」
>
> [沢村]「残念．そうじゃないんだ．君を指導してくれた先輩が80年代のままであれば君も80年代の考え方から抜けることは難しいんだ」
>
> [レジノ]「そういえば指導医の古居先生，がんの末期で急変した患者さんが救急外来に来られたとき，家族の希望を無視して気管挿管し心マッサージして，看護師のヒンシュクをかっていました．ということは僕も80年代？」
>
> [沢村]「君も少しわかってきたようだね．次は症状緩和のレッスンを始めよう」

まとめ

- 緩和医療はプライマリケアのひとつ
- 緩和医療は医療の原点
- 医師のみでなくチームでの取り組みが重要

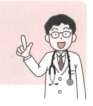

Part1 ●緩和医療はじめの一歩

Lesson 2 痛みのコントロールは医療の原点

病気だから，痛いのは当然？ いいえ，痛みのコントロールは医療の原点といえるのです．

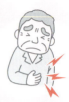

研修医 レジノ「症状緩和といえばがん性疼痛の緩和ですよね」
沢村先生「痛みのコントロールはがんに限らず医療の原点だよ．エビデンスをいくら知っていても，専門医であっても，痛みがとれなければ患者さんにとってはヤブ医者だね」

レジノ「古居先生は『痛いのは生きている証拠や，少しくらい我慢させろ．何回もイタイイタイ言ってる患者さんは精神的なもんやから，生食でも打っとけ』とおっしゃっていましたが？」
沢村「それは問題だね．古居先生も痛みについて勉強が必要だね」

昔の医療者の間違った考え方 ―あなたはこんなことを思っていませんよね

つい最近まで浸透していた不適切な考えをあげてみます．
① 痛いのは生きている証拠 ✕
　→ 痛みのコントロールは医療の原点 ◯
② 痛み止めは副作用があるので我慢させてから使用 ✕
　→ 鎮痛薬は必要十分量を早期に使用する方が，結局，使用量を減らせる ◯
③ 診断や経過観察のために痛み止めは使用しない ✕
　→ エビデンスのない痛みの放置はメリットよりもデメリットの方が多い ◯

④自制内（我慢できる）の痛みは様子をみる ✗
　→ 自制内とは医療者の勝手な思い込み ◯
⑤生食の注射で痛みがおさまる患者さんは精神的な痛み ✗
　→ プラセボは誰にでも効果があり痛みを軽減するので，治験でない限りプラセボは使用しないのが原則 ◯

昔（私が医学生であった1970年代）はこのような間違った考えが主流でした．そのため術後の鎮痛薬は1日何回まで，という制限や医療用麻薬をなるべく使用しないという考えが支配的でした．その結果，医療者による疼痛の放置という悲劇が常態化していました．その後，麻酔科医の術後疼痛管理参加やペインクリニックの発達，そしてWHOがん疼痛治療ガイドライン勧告等のため，医療者に正しい疼痛管理の知見が広まってきましたが，悲しいことに，いまだ昔の考えから抜け出せずにいる医療者が残っています．

問題1　知っておきたい痛みのケア

Q1　痛みのケアで間違いは？

①痛みは見えない
②医療者や家族には結局その痛みはわからない
③心の痛みも治療の対象
④痛みをとることがコミュニケーションを円滑にする
⑤痛みの治療は，医師が病状をわかっているのですべて主治医にまかせる

A1　⑤が誤りです．

痛みの治療は，どんな名医であっても医師一人で十分に疼痛管理することは難しいものです．まず疼痛を評価する際，痛みのアセスメントを主治医任せにすると，多くは不正確になります．患者さんは医師に気兼ねして，訴えを言わなかったり，痛みの度合いを低く申告したりします．ですからどんなに優秀な医師であっても，自身の情報のみでは患者さんの痛みを適切に評価できません．**チームで疼痛をアセスメントしなければならない**理由がここにあります．正確なアセスメントなくしては疼痛の治療は困難です（Lesson7 参照）．

病気が治るのであれば，痛みが辛くても短期間であれば我慢できるでしょう．しかし，我慢させる必要があるのでしょうか？ 快適に病気を治す方がイイにきまっています．それが一般の人々にとっての名医ではないでしょうか．

　治らない病気や，辛いことが長期であれば，誰でも我慢できるわけがありません．しかも体の痛みは薬剤投与で軽減するかもしれませんが，心の痛みによく効く薬はありません．心の痛みの治療には人と人との心のつながり，つまりコミュニケーションが不可欠です．

　患者さんにとって，病院では病気と医療者はセットになります．どのような病気であっても，患者さんと医療者のコミュニケーションが悪ければ，患者さんにとっては最悪の医療になります．特に主訴が痛みであればますます疼痛は増悪するでしょう．痛みのコントロールの第一歩はコミュニケーションです．ですから医療者として最低限の医療コミュニケーションスキルを身につけることは必須でしょう．

◆　　　◆　　　◆

[レジノ]「緩和医療ってターミナルケアのことかと思っていましたが日常診療に直結しているんですね」

[沢村]「だから緩和医療はプライマリケアの一部と言ったんだよ」

[レジノ]「だけど精神的痛みとかスピリチュアルペインとか，わかりにくいんですが」

[沢村]「そうだね，教科書を読んでもなんだか難しい教典のようだからね．次のレッスンは心の痛みについてだよ」

まとめ

- 他人の「痛み」は甘く，軽くみてしまう—「痛み」に対する意識改革
- 「痛み」には正しい知識とガイドラインで取り組もう

Part1 ●緩和医療はじめの一歩

Lesson 3 心の痛みからトータルペインへ

多くの患者さんが苦しむのは身体の痛みだけではありません．とくに辛いのは，心の痛みです．どのようにケアしたらよいか考えてみましょう．

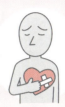

 「精神的痛みは精神科，社会的痛みはソーシャルワーカー，スピリチュアルな痛みは宗教家におまかせする．これがチーム医療ですよね」

「もしかして丸投げするの？」

レジノ「もちろんです．僕たちはそんな教育を受けていませんから」

沢村「それはちょっと無責任だよ．医者の仕事は病気をみるのではなく人を診るのだから」

レジノ「理屈はわかりますが，僕たちには無理かと…」

 沢村「**初めから匙を投げずにトライしないと**．それでは今回のレッスンは研修医にはとっつきにくい心の痛みについて考えてみよう」

　心の痛みは精神的痛み，社会的痛み，スピリチュアルな痛みに分類できますが，そのように痛みを分けて考えずに心の痛みとして考える方が理解しやすいでしょう．つまり「痛み」は身体の痛みと心の痛みからなるトータルペイン（全人的な痛み）と考えましょう．**痛みのコントロールとは身体の痛みの治療だけでなく心の痛みにも対応すること**，つまりトータルペインを軽減することです．

1 心の痛み
―自分の経験レベルにあわせた対応を考えよう　〔初級編〕

がん告知の事例

72歳女性のKさん，糖尿病のコントロールのため内科病棟に入院中でした．入院時に上腹部の不快感があり，胃透視を行いました．結果は，胃体部の伸展不良を認め，放射線科の診断では胃がんの疑いでした．その所見をKさんに説明し，先週内視鏡検査が行われました．病理医より担当の研修医に生検の結果が『低分化腺がん』との連絡がありました．研修医は，Kさんが早く生検の結果を知りたがっていたことを思い出したので，病理結果を知らせるために，4人部屋の病室を，朝訪室しました．

研修医は「Kさん，検査の結果は胃がんでした」と説明しました．そのとき，研修医は共感的対応のスキルを思い出し「辛いですね」と言い添えました．研修医に呼び出しがあり，すぐ病室を去りました．その後，Kさんが病室でふるえているのを病棟の看護師が発見しました．看護師が声をかけても，Kさんは何も答えず，泣き出しました．同室の患者さんが，「研修医の話で，こんなことになった」と看護師に言いました．看護師はすぐ看護師長に報告しました．その後，研修医は看護師数人と看護師長に呼び出され，非難の的になりました．

Q　あなたはこの事例についてどう思いますか？

①患者さんは病理結果を早く知りたがっていたのだから，研修医は悪くない
②研修医は忙しいのにわざわざ病室に行って説明し，共感的対応をした．その結果が悪かったことを非難されるのは理不尽だ
③やはりがんは告知しない方がよい
④がんの告知はまず，家族からでないと
⑤指導医から説明すべきで，研修医は勝手に大事な話をしてはいけない
⑥患者さんに問題があると，すぐ研修医を非難する看護師の方が問題だ
⑦研修医はプライバシーを配慮していない
⑧研修医にデリカシーのないことが問題

A いろいろな意見があるかと思いますが，①〜⑧の考えではいずれも問題は解決しません．

がんの告知は慎重にしなければなりません．このような失敗をしないために「悪い知らせを伝える方法」のガイドライン（**Lesson 5**参照）に沿った告知を行いましょう．この事例は思いつきで告知をしています．そして共感的対応についての理解が不十分です．共感的対応とは患者さんの痛み，辛さがわかり，患者さんとともにあること．同情ではありません．すべての医療者が必ずもたなければならないスキルです．注意しなくていけないことは，初心者が表面的にマニュアル通りの共感的対応をすると，この事例のように失敗します．

初心者にお勧めするのは相手を理解したいと思うことです．つまり理解的対応をしてください．しかし本事例では，心がこもっていない形式的でロボットのような対応の仕方です．真の共感的対応や相手の気持ちを知りたいシグナルが感じられません．これでは患者さんが告知によって受けた心の痛みは放置され，軽減することはないでしょう．

- 悪い知らせを伝える際は，自分の心と時間の余裕があるときにする（できれば指導医とともに行う）
- 共感的対応は中級者用，まず理解的対応から始める
- 形式的なマニュアル人間に心のケアはできない，逆効果になる（不器用でも誠意を示すこと）

2 心の痛み―チームで変えよう　中級編

症例2 手術前日に自殺未遂した事例

60歳女性．他院で乳がんと診断され，手術前日に乳房温存手術のため入院しました．入院時に，家族同席にて主治医から乳がんの術前の説明がありました．看護師は他の業務のため同席していませんでした．説明中，乳がんの手術の具体的な話になると，患者さんは「その話は聞きたくない」と突然，ひとりで退席されました．家族は「私たちが患者を説得するので予定通りに手術してください」と言い，主治医は家族のみに説明を行い，手術の同意を得ることにしました．主治医は立ち去った患者さんのケアを

しませんでした．家族説明後，患者さんが病室に戻っていないことが判明しました．看護師，医師，事務員で病院内を探しても見つからず行方不明となりました．翌日，自宅の近くで自殺未遂にて発見されました．

Q この症例の問題点は何でしょうか？

A 問題点は複数（①～⑤）あります．
①悪い知らせを伝える方法のガイドライン（**Lesson 5**参照）に沿った告知を行っていない
②共感的対応，理解的対応がされていない
③患者さん本人ではなく，家族重視のインフォームドコンセントだった
④乳がんの患者さんは他のがん患者さんよりも抑うつ傾向が強いことが多く，うつ病の場合は自殺をくり返す可能性があり，専門家に相談が必要
⑤最も良くない点は，この事例ではチーム医療がなされていないこと

　この事例でのチーム医療はどうなっているのでしょうか？ 看護師は忙しく，面談に参加していません．実際の臨床では日常業務は多忙であり，医師と患者さん，家族のみでインフォームドコンセントされることも少なくないでしょう．もし，この事例で有能な看護師が同席していたらどうだったでしょうか？ 患者さんが退出しようとしたとき，そばに寄り添って共感的対応や理解的対応がなされているでしょう．そうすれば自殺企図を防ぐことができたかもしれません．患者さんが行方不明になってからの医師や看護師の業務を想像してください．トラブルは予防が最も効果的なのです．**チームで患者を支えることは医療事故やトラブルのリスクを下げる重要なマネジメントのひとつです．**

3 心の痛み—スピリチュアルペインを感じとろう　　上級編

症例3 がん再発告知の事例

　42歳女性のKさん，2年前に肺がんで右上葉切除を行いました．今回の胸部CTにて左上葉に転移を認めました．再発の告知と予後告知を行います．

【外来の診察室での会話】

Kさん「先生，CTの結果どうでした？ このときが一番ドキドキします」
主治医「Kさん今日はおひとりですか？ ご主人は？」
Kさん「ひとりで来ました．先生がそのようにおっしゃるときは…良くないんですね，先生の顔を見たらすぐわかります」
主治医「Kさんには，悪い知らせを隠さずにお伝えする約束でしたね」
Kさん「先生，いいです．ある程度覚悟はできています．すべて教えてください」
主治医「わかりました．時期を変えて，ご主人と一緒に説明してもいいですよ？」
Kさん「主人には私から話します．今，教えてください」
　主治医は肺がんの再発を，CTを示しながら説明しました．
Kさん「間違いないですよね…（沈黙）…前にがんだと言われたとき，悲しくて涙が出て止まらなかったのに，今回は涙も出ない，**なんか笑ってしまう**」
主治医「そうだね…」（沈黙を共有する）
Kさん「子供のこともあるし，主人にも迷惑かけているし，先生にこんなことを言ってもしかたないけど…どれくらいもつのですか？」
主治医「今後の治療や個人によって違うのですが，治る可能性はなく，がんと一緒に生きていくことになります」
Kさん「10年はどうですか？」
主治医「それは難しいと思います」
Kさん「**子供たちの面倒を最後までみられないんですね**．わかりました．今後の治療について教えてください」
　再発時の難しい告知例を示しました．

Q この事例におけるポイントがどこか，わかりますか？

A スピリチュアルペインを感じとることです．

Kさんは「なんか笑ってしまう」と言っています．どん底に落ちたときの最高のニヒリズムは意外と『明るさ』なのかもしれません．これがスピリチュアルペインです．言葉で説明するよりも感じとってほしい『痛み』です．
予後告知は患者さんに自分の予想を伝えることではありません．**患者**

さんが知りたい予後について説明することです．本症例では，Kさんが子供たちとどれだけの時間を過ごすことができるか，知りたがっていたことがわかります．

◆ 心の痛みには

　　コミュニケーションが心の痛みを軽減します．そのためには，医療者としてもたなければならないコミュニケーションスキル，例えば共感的対応，理解的対応，そして傾聴の技能の会得が必要です．

　　すべての痛みは，心の痛みを伴います．つまり，身体の痛みの治療にもコミュニケーションが必要です．逆に身体的痛みを軽減すれば心の痛みが軽減することも事実です．結局，**疼痛管理の基本は全人的な痛みのケア**であり，心の痛みと身体の痛みを別々に治療するものではありません．

　　とくにスピリチュアルペインは，理解しにくい心の痛みです．「先生や看護師さんのおかげでがんの痛みはなくなったけど，これから死ぬまでどうして生きていったらよいの？」と患者さんに問われたとき，あなたはどのように答えますか？ **上級編に答えはありません．言葉ではなく患者さんとともに在ることが最も重要です．**

◆　　　◆　　　◆

[レジノ]「上級編のスピリチュアルペインは，やっぱりわからないです」

[沢村]「上級編は少し難しいレッスンだね．今わからなくても，何年かたてば必ず理解できると思うよ」

[レジノ]「わかりました．5年後にもう1回レッスンを受けます」

[沢村]「おいおい，次回のレッスンは5年後じゃなくすぐに受けてくれよ．内容はコミュニケーションスキルについてだから」

まとめ
- 「痛み」は身体と心のトータルペインで考えよう
- 悪い知らせは，自己流でなくガイドラインに沿って行う
- コミュニケーションが心の痛みを軽減する

Part1 ●緩和医療はじめの一歩

Lesson 4 コミュニケーションスキル

本レッスンでは緩和医療に重要なコミュニケーションは，どのように上達させることができるか，考えてみたいと思います．

 研修医 レジノ：「緩和医療のキモはコミュニケーションと仰っていますが，コミュニケーションの上手さは生まれつきに左右されるところがありますよね」

沢村先生：「そうだね，生来コミュニケーションが不得意な人がいるのは事実だね」

レジノ：「僕も，ちょっと苦手なんです」

沢村：「だけど，コミュニケーションは医療の原点なんだよ．だから緩和だけじゃなくて，すべての医療でコミュニケーションは必要と思うよ」

レジノ：「そうは思いますが…」

沢村：「だから，今回はコミュニケーションの不得意な人にも役立つコミュニケーションスキルの講義をやろう．とくに初対面の患者さんとの面談は緊張するよね」

レジノ：「はい．初めての患者さんの診察はホントにドキドキします」

沢村：「そのような初診の患者さんに接するスキル『あいうえお』について話をしよう」

レジノ：「お願いします」

1 緩和医療とコミュニケーションスキル

1 コミュニケーションは緩和医療のベース！

　緩和医療のなかで最もベースになる技術が，コミュニケーションスキルです．もちろん一般診療でもコミュニケーションは大事なことです．ひどく傷ついた人との心のつながりは，普通の人々の関係とは同じではありません．しばしば医療者も感情の嵐に翻弄されてしまいます．だから最低限のコミュニケーションスキルを身につけることが緩和医療ではとくに必要なのです．しかも心の痛みを和らげるためには適切なコミュニケーションがなくてはなりません．そのため医療者にこのような技術が求められるのです．

　患者さんだけでなく医療者にとっても満足のいく医療を行うには，医療者と家族や患者さんだけでなく医療者間のコミュニケーションが良いことが不可欠ですが，ここでは医療者と家族や患者さんとのコミュニケーションスキルについて述べます．

2 コミュニケーションスキルは上達する

　犬と人間はコミュニケーションすることができるでしょうか？

　私の病院の研修医にこの質問をすると，約半数の研修医は犬と人ではコミュニケーションすることは難しいと答えました．しかし残りの半数はコミュニケーションできると断言しました．この違いはどこにあるのでしょうか？

　コミュニケーションができると答えた研修医は，犬を飼った経験があり，実際に犬とコミュニケーションができたからです．つまり，犬に愛情をもって接しているうちに，コミュニケーションスキルを身につけていたのです．

　ノーと答えた研修医は，犬が嫌いか飼ったことがありませんでした．つまり犬が嫌いか，飼ったことがないと，犬とコミュニケーションをする機会がないので，人と犬はコミュニケーションできないと思ってしまいます．そしてコミュニケーションにはスキルが必要であることに考えが及ばないのです．

　これは人同士のコミュニケーションにもあてはまります．人が嫌いで人とつき合うことの少ない性格であれば，頭脳が明晰であってもコミュニケー

ションを上手にできません．人間が好きであっても，限られた人としか付き合いのない人は，その小さいグループ内ではコミュニケーションは上手かもしれません．しかし，医療という不特定多数の人を相手にする特殊な環境下でうまくコミュニケーションできるでしょうか？

また，コミュニケーションの能力は個人の素養に起因し，どうしようもないと考えている方も少なくありません．本当にそうでしょうか？ 安易に諦めていませんか？

現実にはコミュニケーションのスキルはトレーニングで上達させることが可能です．そして医療者にとって必要なコミュニケーションスキルは，意外と多くありません．しかしコミュニケーションスキルについての専門書は，難しい内容で書かれていることが多いため（筆者自身）理解しにくいだけでなく，その哲学的な知識が日常診療に役立ったこともありません．筆者は心理学者でもコミュニケーションスキルの専門家でもありません．どちらかと言えばコミュニケーション下手な，手術一途の臨床の外科医です．このレッスンでは，実際の臨床経験から会得した，わかりやすく，役立つコミュニケーションスキルを紹介したいと思います．

2　医療者に必須のスキル「あいうえお」について

「医療面接の**あいうえお**」は，研修医，医学生をはじめレジデントが初対面の患者さんに接するときに心がけたいスキルです．ぜひ身につけましょう．

従来のよくある初診時の風景です．症例は頭痛の初診患者Ｋさんの診療です．

症例4　形式的なコミュニケーション例

甲状腺がんの肺転移，脳転移の初診Ｋさんの診療です．
看護師「Ｋさん診察室にお入りください」
　患者は不機嫌な様子で診察室の椅子に座る．
医師「どうされました」
患者「甲状腺がんが脳に転移して調子が悪い」
医師「そうですか．それは脳外科が担当です．紹介状を書きます」
患者「脳外科には行っています．よくならないので」不快な表情．

医師「脳外科で無理なら，どうしょうもないですね」
患者「そうですか．じゃ，もういいです」
　　患者，不満な顔で診察室を出る．

Q　何が問題でしょうか．

A　コミュニケーションが形式的すぎます．
　　患者さんは，頭痛で不機嫌な状態です．不快な状態で医師の診察を受けています．医師の診察は，形式的で望ましいコミュニケーションとは言えません．医師は忙しいときや，患者が不快感を抱いているときは，事務的になりやすく，診療を早く済ませたくなります．このことに注意してください．

　次は同じ患者さんに **「あいうえお」の順** に診察してみましょう．

症例5　「あいうえお」の順に診察

看護師「Kさん診察室にお入りください」
　　患者は不機嫌な様子で診察室の椅子に座る．
医師「おはようございます」　**(あ) 挨拶をする**
患者「おはようございます．よろしくお願いします」
　　不快そうであるが少し機嫌がよくなる．
医師「外科のSです．今日はどうされました」アイコンタクトする．
　　(い) 医療者であることを伝える
患者「実は相談があって…」
医師「相談というと，なんでしょうか？」　**(う) 訴えをきく**
患者「甲状腺がんが脳に転移して調子が悪くて，これは脳外科で診てもらっているのですが，最近，肩が痛く，脳外科の先生に相談してもがんは変わっていないと…」
医師「肩が痛いのですね．それからがんの進み具合が心配なのですね」
患者「はい．脳外科では，あまり変わっていないとしか言わないので」
　　軽くうなずく．
医師「肩の痛みはいろいろな理由で起こります．今，痛くて我慢できな

いことはありませんか」 ← (え) 援助する

患者「大丈夫です」

医師「では肩のレントゲンを撮影しましょう．他に困っていることはありませんか？」 ← (お) オープンクエスチョンをする

患者「ありがとうございます．とくにありません」

X線写真では鎖骨に骨転移を思わせる骨溶解像を認めました．同部の放射線治療にて患者さんの症状は軽快しました．

Q このコミュニケーションで良かったのはどのような点でしょうか？

A 患者の不安・不信をやわらげた点です．

初診患者，初対面の患者および家族に接するときは，患者だけでなく医療者も緊張する場面です．とくに初対面で不安感が強い患者，疼痛が強い患者，他院で医療不信をもった患者などに接する際に，初診時にトラブルがあるとその後の診療に差し障りがあります．逆に，より良い関係からはじまると，医療者にとっても診療が容易になり，お互いプラスになります．ですから，このスキルを十分身につけましょう．また，医学生，研修医は，オスキー（OSCE：objective structured clinical examination，客観的臨床能力試験）にてシミュレーション患者などの診察時にこのスキルを利用すると，模擬診療がやりやすくなり，高い評価が得られるでしょう．

「**挨拶する → 医療者であることを伝える → 訴えをきく → 援助 → オープンクエスチョン**」簡単なようで意外と忘れやすいものです．実際の診療の場で実践するために，「あいうえお」順にコミュニケーションを行うように心がけましょう．

3 「あいうえお」について詳しく学ぶ

1 「あ」：『挨拶をする』について

「なんだ，挨拶か，そんなことわかっているよ」と思うかもしれません．挨拶は初対面の場面以外にも役立つ大事なスキルです．しかし，医者は挨

拶しないことで有名な職種のようです．ある大学病院の内科医局の評判が，その地域の病院長に良かったことがあります．とくにその医局の偏差値が高いわけではなく，医局の医師が特別な技能をもっていたわけではありませんでした．ただ，その医局の教授が，医局の医師に挨拶をすることを厳しく指導しておられました．この話は**挨拶という医療に関係ないと思われるスキルで，医者が評価される**ことを示しています．「俺は腕で勝負する」という方も意固地にならず，挨拶を心がけましょう．

挨拶はまず，相手とアイコンタクトし，笑顔でしましょう．例えば，朝は「**おはようございます**」が良いでしょう．昼は，「**はじめまして**」とか「**お待ちになりましたか？**」が良いかもしれません．夕方は，「**お待たせしました．遅くなりました**」などが不快感を患者に与えません．挨拶は単なるマナーではありません．コミュニケーションがすでに始まっています．つまり挨拶は，相手に好印象を与えるスキルなのです．ですから，患者の顔色が悪く重症感がある場合は，「**顔色が悪いですね**」「**大丈夫ですか**」「**ご家族を呼びましょうか？**」が挨拶となります．

とくに，緩和医療の分野では「**たいへんでしたね**」「**よくがんばってこられましたね**」「**つらかったですね**」などの共感的な態度で挨拶すると良いです．

症例6 待たされて怒っている患者さんへの対応

外来受診の初診患者さんに対する対応です．看護師がカルテを間違えて他科にまわしていました．そのため，患者さんは何時間も待ちました．患者さんは，長い間待たされたため，外来看護師の不手際を怒っています．

Q あなたは初診担当の内科医です．その患者さんを診察してください．まず，どのように声をかけますか？

①どうされました？
②こんにちは
③お待たせしました
④看護師がカルテを間違えていました
⑤長い間お待たせして本当に申し訳ありません（頭を下げる）

A ⑤が望ましいです．

もし患者さんがあまり怒っていないのであれば①〜③でその場は収まるかもしれません．怒りが強い場合は，不愉快な状態で診察が始まり，好ましくない診療となるでしょう．

④では，患者さんは医師を許してくれるかもしれませんが，看護師に敵意をもつでしょう．かつ，あなたは看護師を敵にまわし，病院内で嫌な医者と思われるでしょう．

⑤が最も望ましいでしょう．挨拶とは挨拶用語を使うことではなく，初対面の人と人との心を結びつけることです．患者さんが不愉快になっているのは病院の責任なのです．そして**あなたは病院の一員なのです．病院を代表して謝罪から始めましょう．**

2 「い」:『医療者であることを伝える』について

医療者，とくに医師は患者さんに自己紹介しないことが多い業種かもしれません．忙しくて省略しやすいのですが，チーム医療が基本となる緩和医療の現場では，自分が**医療者であり，どのような業種で，どんな相談に応じられて，何を援助できるか提示することは重要**です．

医療者自身にとっても名乗ることによって，プロ意識がわきます．医療者であることを伝えることは，医療者にも役立つスキルです．

症例7　医療不信の家族への対応

症例は乳がん末期の患者D子さんです．D子さんの夫は，D子さんが再発してからの主治医Mの態度に不信感をもっています．

【夫と主治医の面談】

主治医はD子さんが乳がん末期なので，積極的治療から緩和医療へのギアチェンジを夫に勧めました．

夫　「Mさん（主治医）はもう何もできないから，ホスピスに行けと言っているが，再発を見逃して，こんな状態にしたのはMさんの責任じゃないですか」

主治医M「われわれも定期的に検査をし，抗がん剤を投与しました．もうこれ以上，治療はできません．後はホスピスで緩和医療するしかありません」

夫　「私は納得できません」

　このような面談の数日後，夜間にD子さんが急変し入院となりました．主治医Mは学会出張のため連絡がとれませんでした．

Q あなたは外科当直医です．夫に対しどのように対応しますか？

　①主治医から説明があったように，明日ホスピスに行ってもらう
　②明日まで点滴して主治医に委ねる
　③主治医が来るまで看護師まかせにする
　④外科の何某と自己紹介し，明日までは責任をもって診療する旨を伝える

A ④が最も望ましい対応です．

①～③を選んだ場合：
翌早朝に増悪し，夕方に患者は死亡しました．患者の夫は「当直医が適切な治療をしなかったから死亡した」とあなたを訴えました．

④を選んだ場合：
あなた「外科当直の○○です．主治医のMは不在なので私が明日まで責任をもって診療します．奥さんの状態はあまりよくありませんね」
夫「○○さん，初めて会ったのに妻の状態がわかるのですか？　Mさんはこんな状態になるまで何もしてくれなかった」
あなたは患者ががんの終末期で，時間的な余裕がないこと，死が近づいているので，残された時間がわずかであること，現時点では，奥さんと大事な時間を共有することが最も大切と思われること，そのために，看護師とともに協力する旨，説明しました．そして蘇生や点滴などについてどのように考えているのかを訊ね，終末期の苦しみの除去に尽力することを約束しました．
夫は，点滴や蘇生を希望しませんでしたが，苦痛の除去を強く望まれました．あなたは皮下注によるモルヒネなどの薬剤投与を行い，看護師に終末期の環境整備を指示しました．
翌朝，D子さんは全身の状態が悪化しました．自然な死を迎えたいという夫の希望を尊重し看護師が対応しました．夕方，主治医によって死亡確認されました．

D子さんの夫は，看護師にあなたへの感謝と伝言を依頼しました．「○○先生どうもありがとうございました．先生とお話できたので，妻と最期を迎えられました」
　　　あなたの呼び名が○○さんから先生に変わっています．夫の医療不信も軽減したようでした．

　コミュニケーションがうまくいけば，死を迎えるという最悪の事態でも，この事例のように救いがあるのです．

3 「う」：『訴えをきく』について

　患者の訴えから，医療は始まります．今，何が困っているのか，不安なのか，不満なのかをきくことです．
　「きく」ことをひらがなで書いているのには重大な意味があります．「きく」には，**「聞くこと」「聴くこと」「訊くこと」の３つの意味がある**からです．聞くことは単に話をすることです，聴くことは耳を傾けて，相手の話を傾聴することです．訊くことは相手に質問し，相手の話を再確認することです．コミュニケーションスキルとしては，**とくに「聴く」と「訊く」が重要**です．
　「きく」ことを仕事にしているのがカウンセラーです．カウンセリングというと特殊なスキルのように感じられますが，その実体は傾聴し，相手の心を訊くことです．そのことにより，患者自身が心の病に気づき，修正することによって，心の病を克服するのがカウンセリングです．
　カウンセラーでなくても，「きく」ことは医療面接の基本です．必ず身につけなければならないスキルです．

症例8　色の違う点滴の話① ～外来化学療法室にて

　Wさんは肺がんの治療のため化学療法（ジェムザール® 1,000 mg/m² 生食100 mL点滴）をしています．病名告知はなされています．
　Wさんは，今回の抗がん剤を混合された点滴の色が，いつもと少し違うように感じました．点滴開始時，不安になって，医師を呼びました．化学療法室を初めて担当する，若い研修医Gがやってきました．
　Wさん「点滴はいつもと同じですか？」
　研修医Gは指示伝票を確認し「指示通りの点滴です」と答え，点滴を

開始し，去っていきました．

しかしWさんは不安でした．

主治医を呼んでほしいと，看護師Lに伝えました．看護師Lは主治医を呼びましたが，主治医は今，手が放せないので用件を訊いてほしいと言われました．

そこで，看護師Lは患者さんのもとに行きました．

Wさん「あの，点滴の色がいつもと違うようです．もう，半分入りましたが」

看護師L「あっ，色が赤い…ちょっとお待ちください」

看護師Lは研修医Gを呼び，点滴本体の確認をしました．他の患者さんの抗がん剤と間違っていたことが判明しました．**医療事故です．**

Q 何が問題だったでしょうか？

①研修医が点滴本体の確認をしなかった
②リスク管理上ダブルチェックなどの管理がなされていたか，などの化学療法室のシステム
③化学療法室での教育システム
④コミュニケーションに問題

A ①～③はもちろんですが，とくに④に問題があります．

①～③ともにシステムや教育上の問題といえます．

ところで，研修医と看護師は患者さんの訴えを「きいた」のでしょうか？ 訴えに反応していますが，注意を払っていません．もし訴えを「聴き」患者さんにどうしてそのような質問をされたのかを「訊いて」いれば，点滴が体内に入る前に，色の違いをおかしく思い，抗がん剤の間違いに気づいたかもしれません．つまり④コミュニケーションに問題があったことも原因なのです．

医療事故の大きな原因の１つがコミュニケーション不足です．リスクマネージメントの点からも注意しましょう．

4「え」：『援助』について

援助はできるだけ迅速にタイムリーに行いましょう．ある程度，経過し

てからの援助は満足度が少なく，逆に害になることもあります．援助をすぐ行えない場合は，いつ行えるか約束しましょう．約束することによって安心感を与えます．

緩和医療で最も問題になる疼痛では，痛みは患者さん自身しか感じないので我慢させやすいことを認識しなければなりません．不信感や不安感は痛みを強めます．また，間違った考え（例えばがんの疼痛を我慢すればがんに勝てるとか痛み止めを使えば死期を早めるなど）を是正することが援助のスタートになることもあります．

援助の基本は，**安心感からはじまり，誤解や盲信を解きほぐし計画的にチームで支える**ことです．

色の違う点滴の話② 〜薬を間違えた！

症例8の話は続きます．間違えたまま，抗がん剤の点滴は続いています．Wさんは蒼い顔で，声を震わせながら

Wさん「薬が違うって．もう半分以上，入っている．どうにかしろ」

研修医Gと看護師Lは凍りついています．そこに看護師長がやって来ました．

看護師長「すぐ点滴を止めてください．すぐ主治医を呼んでください．Wさん心配ありません，最善の対応を主治医とともに専門医に相談しますので」

Wさん「心配だけど，看護師長さんがそう言うのであれば…」

患者さんの不安は少し軽減しています．

Q 師長の対応で良い点は？

A 点滴を中止し主治医を呼ぶとともに，患者さんに安心感を与えたことです．

すぐ援助できる場合は，すぐに援助しましょう．当たり前のことですが，すぐ行うことにより信頼と信用が得られます．実際に援助が難しい状況のときでも，患者さんのそばで安心感を与えることは不可欠です．

症例9 痛くても麻薬を拒否する話

膵臓がん術後再発，肝転移の患者さんです．

腹痛が強く疼痛管理のため入院しました．麻薬使用の話は外来主治医によって済んでいます．しかし，患者さんは麻薬の使用によって廃人にならないか，心配しています．死に対する不安があります．

痛みが強いので，NSAIDsに加えて，モルヒネの皮下注による疼痛コントロールを行うことを患者に説明しましたが拒否されました．

Q どのような援助ができるでしょうか？

A ①〜⑥の順に対応するのが理想的です．

①まず痛みのアセスメントを行い，患者さんと家族にチームで診療することが痛みのコントロールには不可欠であることを説明しチームに協力してもらう

②モルヒネは安全で有用な薬で，命を縮めることはない．もちろん廃人になることはない．しばらく吐き気が伴うこと，便秘が必発であることを患者さんと家族に説明し，患者さんの同意を得たらすぐに治療を開始する．吐き気と便秘に対しては予防薬を投与する

注：麻薬の使用に関して，多くの場合，家族は説明によって同意する．同意した家族と医療者がタッグを組んで説得すれば患者さんは不承不承，同意する．

③痛みが増強し，軽減しないときのために，レスキューについて説明し，レスキュー量を指示する

④患者さんに痛みを我慢しなくてよいこと，患者さんに痛みを完全になくすことはできなくても，かなりコントロールが可能であることを約束する．痛みがなくなれば，QOLが良くなることを説明する

⑤痛みのコントロールが不十分であれば鎮痛補助薬を併用する

⑥モルヒネの使用が困難な場合はオピオイドローテーションする

以上のことで疼痛はかなり軽減するはずです．そうすれば，医療用麻薬に対する偏見はなくなり治療に肯定的になるでしょう．

最も大事なことは，疼痛が強い患者さんには，**はやく疼痛を緩和すること**です．ゆっくりしていると，その後のコミュニケーションが悪くなり死の不安が高まります．そして本症例のような場合，麻薬の使用だけでなく医療そのものを拒否し不幸な結果に陥ります．

5 「お」：『オープンクエスチョン：開かれた質問』について

　もし医学生のオスキー（OSCE）の模擬患者による臨床診療の試験で「あいうえ」まで行えば，まず合格点でしょう．しかし確実に合格したいのであれば，**開かれた質問（オープンクエスチョン）**を最後に追加することです．

　オープンクエスチョン（開かれた質問）は，**質問された人が自由に答えられる質問方法**です．例えば，「それ以外に辛いことはありませんか？ 今，ほかに心配事はありますか？ 言い残したことはありませんか？ ほかにききたいことはありませんか？」という問いかけです．この質問方法は，患者さんの思いや，訴え，苦痛を，患者さんの言葉で聴き（耳を傾ける），相手に好感をもたせることができる，最も重要なコミュニケーションスキルです．

　オープンクエスチョンの短所として，①質問後，患者は一瞬考えるので時間がかかる，②患者の答えが，質問者の知りたい情報と異なることがある，③話が脱線することがあるなどの効率の悪い点があります．

　長所は，①患者の言葉を聴く（耳を傾ける）ことにより，「相手を尊重し，相手に関心があり，相手の立場にある」というシグナルを出すこと，②患者は，「自分の話を聴いてくれている」と感じ，質問者に好感をもち，患者の不安や，心配事，苦痛を表出すること，しかも③患者が黙っていた病状や，病歴，合併症，過敏症状，薬のアレルギーなど，質問者の知りたい情報が得られることも少なくありません．

　つまり，開かれた質問（オープンクエスチョン）を追加することにより，**患者さんの本当の意図や思い，苦痛などがわかり，新たな援助や今後の治療方針が適正に変更されるのです**．

　面談の最後に開かれた質問（オープンクエスチョン）を行うことよって，患者のコミュニケーションに対する満足度は確実に高まります．そして医療の質を向上させます．

レジノ「『あ（挨拶）』はよいのですが，『い（医療者であることを伝える）』はやりにくいですね」

沢村「『い』については意識していないと省いてしまいやすいね」

レジノ「『う（訴えを聞く）』と『え（援助）』はいつもやっていることなので問題ないのですが『お（オープンクエスチョン）』は忙しくてやっていませんでした」

沢村「そうだね．『お』をすると，そこからまた話が始まり，次の患者さんに迷惑をかけたくないので省きたくなるよね」

レジノ「そうなんです．時間には限りがありますから…」

沢村「だけど，実際やってみたらそんなに時間がかかることはなくて数分以内に終わっていますよ」

レジノ「そうですか．それなら次の診療からやってみます」

まとめ
- コミュニケーションスキルは心の痛みを和らげる緩和医療に必須の治療テクニック
- トレーニング次第でどんどんスキルアップ可能
- 最初は「あいうえお」から始めよう

Part1 ●緩和医療はじめの一歩

Lesson 5 悪いニュースを伝える

本レッスンでは，がん患者さんを診るうえで，最も難しくかつ重要な"悪いニュースを伝える"スキルを身につけましょう．

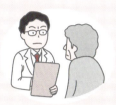

研修医レジノ「昔はがんを告知しなかったんですよね」

沢村先生「最近は告知しない病院はほとんどなくなったね」

レジノ「医療訴訟や医療過誤の点でも，告知しなければ治療できませんよ」

沢村「そうだね．告知による心の痛みを考えなければ，とにかく告知しておくことが医療者にとっては楽だね」

レジノ「告知による心の痛み，これは精神的な痛みや社会的な痛み，そしてスピリチュアルな痛みですよね．…荷が重いです」

沢村「だったら，事務的に告知する？」

レジノ「それもよくないとは思うのですが…難しいです」

沢村「『告知』の問題で重要なのは『どのように告知するか』なんだ．医者の大事な仕事の1つに悪い知らせを患者さんや家族に伝えることがあるんだよ．今回のレッスンは悪い知らせを伝える『かきくけこ』について話そう」

1 なぜ悪い知らせを伝えるのか

　がんの告知だけでなく，悪い情報を患者さん本人に伝えることは，医師の日常業務のひとつです．また医療訴訟上も悪い知らせを伝えずに行った治療を患者さんが不服として訴えると，不適切な医療行為や医療過誤とし

て扱われる可能性が高いでしょう.

　しかし現実の臨床の場では**病名告知**だけで，治療を選択するために必要な**予後告知**に至っては未だ不十分です．医療現場は「時間がない，忙しい」のが現状ですが，急がば廻れで最初に上手に悪い知らせを伝えておく方が，後々の治療やケアが楽になります．とくに悲嘆のケア（**Lesson 16**）を考えれば，はじめから十分に予後告知をふくめて説明しておく方が望ましいでしょう.

2 悪い知らせを伝える方法

　今回のレッスンは悪い知らせを伝える方法です.

　日常生活では，悪い知らせを本人に伝えることは多くありません．あえて，言わないことが多いと思います．これが，以前はがんの告知がなされなかった大きな原因の1つでしょう．しかし，医師をはじめ医療者とは悪い知らせを伝える職業なのです．例えば，死の判定は医師が行う業務であり医師だけにしかできません．最善の治療やケアを行っても最悪の事態になることもあります．医療者は悪い知らせを家族や患者自身に伝える事態を避けて通れないことはおわかりだと思います.

　悪い知らせを伝えることは，自分に非がなくても，辛いことです．医療者は，悪い知らせを伝えることによるストレスで，結果的に適切な告知をしなかったり，ウソをついたりすることも起こりえます．そして善意のウソがその後大きな問題を起こすことも稀ではありません．一方，真実なのだからと事務的に告知をすると，患者は疎外感に苛まれ，大きな心の傷を負います．つまり，悪い知らせを伝える面談が不調で最悪の状態になった場合は，患者，家族，医療者すべてが不幸になります．このような悲劇を回避するために，**最近の考えではガイドラインに沿って面談をすることが勧められています**．

3 「かきくけこ法」とは

　悪い知らせを伝える方法はいくつか報告されており，その多くは成果をあげています．実際は，各医療者によって個性があるので同じではありま

せんが，基本的には下記の項目に沿って話を進めていきます．最初は違和感があるかもしれませんが，できればロールプレイ等で練習しておくことをお勧めします．

①環境を整える
②患者がどの程度知っているかを確認する
③患者がどの程度知りたいか確認する
④悪い知らせを伝える
⑤患者の感情に対応する
⑥情報を整理し今後の計画を立てる

①から⑥までの内容に沿って面談することが「悪い知らせを伝える方法」のガイドラインとして勧められています．

この「悪い知らせを伝える方法」をわかりやすく，思い出しやすく，かつ利用しやすくしたのが「かきくけこ法」です．

1 「かきくけこ法」

か（環境）：環境を整える

き（きくこと，きくこと，きくこと）：患者の状態を聞くこと，患者がどの程度知っているか聴くこと，どの程度知りたいか訊くこと

く（詳しく説明）：患者が理解できるよう詳しく説明する

け（ケアする）：患者の心をケアする

こ（今後の方針）：情報を整理し今後の計画を立てる

悪い知らせを伝える場面では，相手だけでなく自分自身も感情の嵐の中でさまよいます．このような状態で地図がなければ遭難します．その地図が「かきくけこ法」です．簡単でわかりやすく，どのような混乱時でも「かきくけこ」は思い出せます．

その詳細について述べます．

◆ 「か」：環境を整える

日本の医療現場での説明時における環境は未だ十分とはいえません．がんの告知のときであっても，静かで落ち着ける部屋を確保できないことがあります．悪い知らせを伝える方法はカウンセリングに似ています．雑踏のなかでカウンセリングはしないですね．しかし，日本の医療状況では6人部屋の病棟で，プライベートな面談がなされることは少なくありません．

重要な話をする場合は，**プライバシーが保てる清潔で静かな部屋を用意しましょう．面談の時間を予約し，十分に話ができる時間を確保すること**は患者さん，家族，医療者の心の準備になります．また，面談には，**患者1人なのか，家族同伴なのか**を確認しましょう．面談について，**前もって簡単に説明**することも良いことです．

　環境を整えることから，すでにコミュニケーションは始まっています．察しのよい患者さんはこの時点から，悪い情報を受け入れようとしています．

　もちろん，臨床の場では必ずしも良い環境を整えられない場合も少なくありません．その場合は，悪い環境下で面談しなければならないことを伝え，承諾を得ましょう．もし承諾が得られなければ，違う時間に変更し，環境を整えてから面談するようにしましょう．

　環境を整えることの重要性は，緩和医療だけではありません．私が経験した急性腹症の症例を提示しますので，一緒に考えてみましょう．

命がかかっているのに

　症例は30歳女性未婚のLさんです．職業は小学校の教師でした．昨日より右下腹部痛を認めました．白血球数1万台，腹部に軽度の筋性防御を認めました．医療面接で妊娠の可能性はない，との返事でした．

　外科医は急性虫垂炎の診断で，腰椎麻酔にて手術を行いました．

　開腹したところ，腹腔内に出血を認めました．

外科医「Lさん，妊娠していませんよね」

Lさん「していません」

外科医「お腹を開けたところ，出血しています．本当に大丈夫ですね，命がかかっていますよ」

Lさん「絶対，大丈夫です」

外科医「卵巣出血かな．虫垂炎ではないようですが，虫垂は取っておきますね」

Lさん「お願いします」

　血圧などのバイタルサインが安定していたので，外科医は虫垂切除のみ行い，手術を終了しました．そして術後に産婦人科の診療を依頼しました．その後，産婦人科の医師より連絡がありました．

産婦人科医「Lさんですが，子宮外妊娠と思われますので，産婦人科に

転科をお願いします」
外科医「Lさん，妊娠してないって，言っていましたよ．間違いじゃないですか」
産婦人科医「私には妊娠している可能性があるって，言っています．とにかく再手術予定です」
外科医「（患者さんは）絶対大丈夫と言っていたのに（絶句）」

Q あなたはこの事件についてどう思いますか？

①女性は信用できない
②患者さんの言葉を信じて，妊娠反応を検査しない外科医は甘い．昔から「女性を診（み）たら妊娠と思え」の格言がある
③Lさんが嘘をつくから再手術になった．自業自得です
④環境が整っていない状況では，コミュニケーションが不十分となりトラブルを起こしやすい

A ①の答えは問題があります．セクハラになります．
②の答えは大事なことですが，問題の解決にはなりません．
③の答えは医療者としては不適切です．
④の答えは環境を整える大事さを示しています．

● **ここで知ってほしいこと 〜どんなときでも環境を整える!!**

術中の外科医は，Lさんの状況，環境に気配りをしていません．手術室という特殊な状況であっても，環境を整えなくてはいけません．

どのようにすれば良かったのでしょうか．

【好ましい例】

外科医は**経験豊かな看護師**に，Lさんの妊娠の可能性について再確認を依頼しました．看護師は**他人に聞こえないように，Lさんの耳元で囁くように**訊きました．

看護師「このような状況でこんな質問をするのは，つらいことだと思うのですが，**あなたの身体を心配して訊きます**．妊娠するような男性関係はありましたか？」

Lさん「…（うなずく）少し生理があったので…」

看護師「（妊娠初期に）少量の出血があることはよくあります．念のために妊娠反応を調べましょうね」

Lさん「はい」

妊娠反応の結果，産婦人科医師が呼ばれ，術者が交代しました．子宮外妊娠の手術が引き続いて行われました．

どのような状況でも，「環境を整える」ことがコミュニケーションのスタートです．そして「環境を整える」は単に面談室を準備することではなく，患者と良いコミュニケーションができる状況を作ることなのです．

緩和ケアだけでなく多くの医療の分野で，とくに気をつけてほしいことは「環境を整える」時点で**医師ひとりではなく医療チームで対応する**ことです．看護師だけでなく緩和医療チームや医療ソーシャルワーカー（medical social worker：MSW）などが面談に参加していれば，今後の治療やケアの面で非常に役立ちます．しかし悲しいことに，多くの病院で臨床の現場が忙しすぎて看護師すら面談に立ち会えないことがあるのも事実です．そのような場合であっても，悪い知らせを伝えた後は必ず患者さんだけでなく家族も含めて緩和医療チーム（なければ看護師）との面談を勧めましょう．

「き」：きくこと，きくこと，きくこと

「きく」ことには，3つの「きく」があります．聞くこと，聴くこと，訊くことです．

さらに，悪い知らせを伝える際の，「きく」には，3つのきかねばならない事項があります．

3つの「きく」
- 聞く　　相手の話を聞く
- 聴く　　傾聴する
- 訊く　　相手の話に沿って質問し訊ねる

3つのきかねばならない事項
- 現在の状態をきく
- どこまで知っているかをきく
- どこまで知りたいかをきく

「きく」ことから，告知がすでに始まっています．このことを忘れずに時間を十分かけていねいに行いましょう．

● ここで知ってほしいこと 〜「しゃべる」より「きく」が重要

　医療者のなかには，患者さんを教育し指導するために一方的に「しゃべる」ことが大事な仕事のように考えている人が少なくありません．しかし**「きく」ことの方が「しゃべる」よりコミュニケーションには重要です**．

　まず相手の話を聞く姿勢からはじめましょう．

　聴くときは，患者あるいは家族が語るときにアイコンタクトし，相手の話にあわせて頷きましょう．つまり**傾聴**するようにしてください．

　訊くときは，できるだけ開かれた質問（オープンクエスチョン）を使ってください．

　最初は，患者さんに**「現在の状態」**をききましょう．

　次に**「どこまで知っているか」**をききましょう．

　どの程度，病気や病状について知っているかきいてください．家族が話す内容についても同様に「きく」ようにします．もし，患者や家族の話が医学的に間違っていても，その場では訂正しないで，どうしてそのように思っているかをきくようにしましょう．「きく」ことにより患者の知っている内容を把握でき，誤解や不安がわかります．今後，何を詳しく説明すればよいかわかります．

　「どこまで知りたいか」をきくことは，経験しないと理解できにくいスキルです．しかし，**がんの告知では必ずしなければなりません**．症例を呈示します．

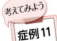

症例11　本当の告知とは？

　患者Bさんは60歳の男性です．他院で肺がんと告知されました．手術の適応について相談するため，1人で呼吸器外科を受診しました．

医師「どうされましたか」　＜ 現在の状態をきく
患者「○○病院からこっちに行けと言われて…」
医師「前の病院ではどう言われましたか？」＜ どこまで知っているかをきく
患者「CTとPETで影があって，採って調べたら悪い細胞があると言われた」
医師「そうですね．紹介状にもCTに影があって，気管支鏡の検査で悪い細胞がでていると書いていますね」
患者「『悪い腫瘍』と聞いています」

医師「肺の悪い腫瘍ですね」
患者「採った組織で『悪い腫瘍』とは聞いているが，それだけしか聞いていない．悪いとだけしか…」

　紹介状には肺がんⅢ期，c-T2N2M0，病理は扁平上皮がんで告知済みと書かれていました．

医師「どの程度，病気が進んでいるか聞いていらっしゃいますか？」
患者「4つあるうちの3番目と言われました」
医師「Ⅲ期ということですね」
患者「そうそう，Ⅲ期と聞いてます．なんかリンパが腫れていてそうなるので，今後の治療を先生と相談するように言われました」
医師「わかりました．お伺いしますが，Bさんは悪い話であっても，すべて隠さず，知りたい方ですか？ 悪い話は，今回は（聞くことを）やめにして，次回，ご家族と一緒にお話をする方がよろしいですか？」　<どこまで知りたいかきく

患者「もう，悪いことは十分聞いているので，だいじょうぶです．なんでも隠さず，なんでも言ってください」
医師「隠さずにお話しますが，もし，これ以上聞きたくないと思ったら，いつでも言ってください」
患者「はい，わかりました．先生，やっぱり悪いのですね？」
医師「そうです．気管支鏡と病理の検査で肺がんが確定診断されています」
患者「悪いとは聞いていたけど，肺がんですか…しかたないです．どの程度悪いのですか？」
医師「Ⅲ期であることは，ご存じですね．Ⅲ期は肺がんが，ある程度進行していることを示しています．手術のみで治すことは難しい病期なのです」

　この後，医師はⅢ期の肺がんの治療について，詳しく説明しました．

Q ここでの会話のポイントは？

A 3つのきかねばならない事項の実践です．

● ここで知ってほしいこと 〜患者に受け入れられてこその告知

この症例の紹介状では，がんの告知がすでに終わっているように書かれ

ています．たぶん前医はがんを告知し，病期や病理結果も説明したのでしょう．しかし**「がんです」と言うことが，告知ではありません．患者ががんであることを受け入れることが告知**なのです．

　この例では「医学的なことをどこまで知っているか」きくことによって，患者はがんを受け入れておらず，肺がんであると思っていないことがわかりました．ですから，再度，肺がんの告知が必要となりました．そこで「どこまで知りたいか」をきいています．その結果，患者さんは悪い話を隠さず知りたい意向であったので，医師はがんを告知しました．結局，今回の面談ではじめて，患者さんは肺がんであることを受け入れました．つまり，はじめてがんの告知がなされたのです．

　悪い情報を伝える際に重要なことは，言った，言わなかったではなく，患者の心のなかに受け入れられたかどうかなのです．**そのためにきく，きく，きくが不可欠です．**

◆「く」：詳しく説明する

　「きく」ことによって得た，患者の理解度，誤解などをふまえて，患者がわかるように説明しましょう．

　しばしば陥りやすい間違いは，医療者が自分自身にわかるように，「詳しく説明する」ことです．これは詳しい説明ではありません．「詳しく説明する」ことは，患者さんが，医療者に詳しく説明を受けたと感じるように説明することなのです．そのためには，

- 重要なことはくり返し説明する
- 理解できたかどうかを確認する
- 理屈で理解させるのではなく感性でわかるように説明する

ことが必要です．

● ここで知ってほしいこと 〜受け入れられるまで何度もくり返す

　悪い情報は，患者さんが知的に理解しても，感情的には受け入れられないものです．何回かくり返し説明を受けないと，心のなかに入らないでしょう．そして，いくら理性的に説明しても，受け入れない患者さんも少なくありません．悪い情報を患者が受け入れるためには，時間と手間がかかります．そのため，説明をくり返さなければなりません．

　肺がんの告知例を示しましょう．

　医師「細胞診で悪性細胞がありました」

患者「悪性でも，がんじゃないですね」
医師「いえ，悪性とはがんのことです」
患者「でも肺がんじゃないですよね」
医師「いえ，肺がんと思います」
患者「本当にそうですか」
医師「細胞診で悪性細胞がありました．肺がんと考えられます」
患者「間違いないですか」
医師「肺がんです」
患者「本当に肺がんですか」
医師「残念ですが肺がんです」

　患者さんは，厳しい顔となり，沈黙しました．しばらくすると，「やっぱり肺がんだった」と独語しました．

　医師は何回も「がん，悪性」とくり返しています．**不自然に感じられますが，実際は，もっとくり返すこともあります**．

　注意してほしいことは，患者さんが厳しい顔になり沈黙したのは医療者に敵意をもって拒否しているのではありません．**悪い知らせを受け入れようとしているからなのです**．しかし，医療者にとって沈黙や怒りの感情を受容することは知識と練習そしてプロの意識がないと難しいものです．

　不合理に思うかもしれませんが，**患者が医療者から詳しく説明を受け，十分理解できたと感じるように説明することが「詳しく説明する」こと**です．そのためには，堂々巡りも必要なのです．その堂々巡りにつき合うことがコミュニケーションを深めるスキルなのです．

🔖 「け」：患者の心をケアする

　悪い情報を伝えることによって，患者および家族の心は傷つきます．医療者自身，患者さんや家族の感情の嵐に狼狽し，どう言ってよいかわからなくなります．このような場合，注意してほしいことは，安易に同情し励ましたり，無責任に「頑張れ」と言ったりしないことです．医療者はつい何か言いたくなります．そのときは，**共感的対応を思い出してください．これは心のケアに最も有効なスキルです．共感的対応とは「辛いですね，ショックですね」と患者の感情に共感し，そして患者の沈黙につき合うことです**．「どうして私ががんになったの，悪いことは何もしてないのに」「頭が真っ白で何も考えられない」などの患者の怒り，迷い，不安，疎外感，苦痛などの感情表出があります．その感情発露をケアすることにより，患

者の心は開かれます．最も大事なことは，このような対応が心の痛みの治療であることなのです．

●ここで知ってほしいこと ～共感的対応は，患者の心を理解する努力から

　患者の感情や体験を患者と同じように感じることは，現実には不可能です．しかし，患者の痛み，つらさを理解し，患者とともに在ろうと努力することは可能でしょう．これは同情ではありません．医療者の一方的な思い込みでもありません．ここまで話を進めると，物わかりのよい読者は，患者に共感的対応をするためには，**患者とコミュニケーションし患者自身に感情や思いを語ってもらえないと，相手の感情を理解できない**，つまり，共感的対応ができないことに気づかれると思います．共感的対応の第一歩は相手の話を聞く，聴くそして訊くことによって相手の思いを感じ，患者の痛み，つらさを理解することなのです．つまり，**最初は理解的対応で相手の心を理解しようと努力することから始めます**．そうすると，患者さんは医療者が自分とともに在ることを感じ，それが心のケアとなります．

●共感的対応について

　共感的対応のスキルは，医療者が必ずもたなければならない技術です．
　共感的対応は，開かれた質問（オープンクエスチョン）と同様にコミュニケーションの困ったときに役立つスキルです．例えば，がん患者さんが抑うつ状態で，「死にたい」と言われた場合，つい「頑張れ」と言ってしまうことが多いと思います．医療者であれば，安易に励ますことが精神医学上，よくないとわかっています．しかし突然「死にたい」と言われると，どうしてよいかわからなくなって，つい励ましてしまうものです．このようなときは共感的対応を思い出してください．「辛いですね．そんなふうに考えてしまいますね」とうなずき，患者さんのそばにいると，患者さんから話が始まり，「実は抗がん剤が辛くてご飯が食べられない．今後どうしてよいか迷っている」「痛みが増強して困っているが，廃人になってしまうので麻薬を使いたくない」などの**患者自身の思いや迷い，苦痛などがわかります．そして新たな援助や治療方針の変更が示唆されることも**少なくありません．そして最も大事なことは，この共感的対応が心の痛みの治療に効果的なのです．

　心のケアはひとりで行っても効果が不十分です．家族だけでなく医療チームで支えることが重要です．もし緩和医療チームが病院にあるのであれば，できるだけ早い時期から関与してもらった方が心のケアは容易です．つま

り，周囲の皆が支えてくれている実感が，心のケアにとって最も大切だからです．

🔹「こ」：今後の方針を立てる

最近の医療をとりまく状況は猫の目のように変化しています．病気のことだけであれば医師だけで方針を決定することも少なくないのですが，実際の医療現場ではチーム医療なくして方針の決定は難しくなっています．また医療資源をどのように利用できるのか社会・経済的なサポートも複雑になっています．患者さんの希望をふまえて，家族そして関与する医療者の納得がいく方針を立てましょう．

● ここで知ってほしいこと 〜患者に合った治療計画を

今後の治療計画が患者の希望なのです．**過大な希望を抱かせると，さらに大きな絶望がある**ことを肝に銘じて方針を立てましょう．

治療方針は**EBM**や**ガイドライン**を上手に利用して，患者さんに合った治療計画を立てましょう．

2 がんの告知について一言

がんの告知，つまり悪い知らせを，本人，家族に伝えることは医療者の責務です．しかし，時代の変化，タブー，地域性などを吟味せず，告知することはコミュニケーション上よくありません．告知を，自分の考えや倫理観でするのではなく，時代の流れと患者さんに合わせて行うようにしましょう．

時代の流れでは，がんの病名告知から予後告知や最期の医療行為をどこまで行うなどの説明と同意までが一般的になっています．もちろん，時代の流れにかかわらず，告知を行うときは，個々の患者さんに，どの程度知りたいかを確認してから告知することが基本です．そして「かきくけこ」のコミュニケーションスキルを利用して，上手に告知し同意を求めてください．

4 参考文献などについて

コミュニケーションスキルの参考文献は，文学，哲学，心理学，小説，歴史書，映画，漫画，演劇，新聞，TV番組その他多くの人に関するもの

すべてなのです．ある意味で雑学が大事と筆者は思っています．ただ医療に限って言えば，医療者に必要なコミュニケーションスキルは患者さんから学ぶことが最も重要で早道なのです．実際的には模擬患者や，ロールプレイの学習が役立つでしょう．

私の独断で一度は読んでほしい作品を紹介します．漫画ですが手塚治虫氏の『火の鳥』です．愛，そして生と死を主題にした大作です．

5 ロールプレイについて

コミュニケーションスキルを学ぶためには，論文を読んだり理解したりしても身につきません．習うより慣れること，模擬患者やロールプレイで自身にフィードバックすることによって身につき上達します．

ロールプレイは経験のある指導者のもとで行いましょう．参考になるようにシナリオを載せますので利用してください．

シナリオ1

設定は入院，場所は病棟．

患者は58歳男性，上腹部痛あり．最近，仕事が多忙であり，胃潰瘍と思っている．

開業医の胃透視にて異常を認めたため当院を紹介され入院した．1週間前の内視鏡検査にて生検し，病理診断は進行胃がんであった．腹部CTにてリンパ節の転移はなく，他の臓器にも明らかな転移を認めず手術の適応である．軽度の肝機能障害あり．5年生存率の予測は70％である．

患者は内視鏡がかなり苦痛であったが，どうにか我慢できた．

腹痛が軽減してきたので早く退院したがっている．

「かきくけこ」を使ってがん告知し心のケアを行う．

シナリオ2

設定は入院，場所は病棟．

患者は60歳女性．右乳房に大きな潰瘍を形成したため当院を紹介され入院した．1週間前の生検の病理診断で，進行乳がんの診断であった．腹部CTにて肝臓への転移あり．軽度の肝機能障害あり．5年生存率の予測は10％以下である．

疼痛強く，浮腫，しびれ感がコントロール不可である．疼痛管理と抗がん剤を使用予定である．
「かきくけこ」を使ってがん告知し可能であれば予後告知を行う．

シナリオ3

設定は外来，場所は診察室．
患者は48歳男性独身．1年前に右肺腺がんで右上葉切除を施行．病期はⅠ期であった．数日前の術後フォローの胸部および腹部のCTでは胸腰椎転移，副腎転移を認めた．家族のサポートが難しい患者で，すべてのことは自分で決定すると意思表示している．現在PS（performance status：全身状態）1，胸背部の疼痛は軽度．
「かきくけこ」を使って再発を告知し，可能であれば予後告知を行って今後の治療法について説明する．

最後に

悪い知らせを伝える方法は医療者にとって不可欠のスキルです．本稿を参考にして上手に告知できれば，日常診療はスムーズになり，医療の質は向上するでしょう．そのようになれば筆者として望外の喜びです．

◆　　　◆　　　◆

[レジノ]「（悪い知らせの）告知は難しいですよね」

[沢村]**「何回（告知を）やっても慣れないね」**

[レジノ]「えっ，先生なら楽勝じゃないのですか？」

[沢村]「全くそんなことはないよ．（個々の症例で）告知による患者さんの心の痛みに感応して本当に疲れるんだ」

[レジノ]「（医療者が疲れていると）告知しなかったり，事務的に告知することになりやすいのですよね」

[沢村]「その通りだね．（医療者が）疲れていては（患者さんや家族あるいは

チームの）心のケアを行うことは難しいからね」

[レジノ]「実際，僕たちの方が（心のケアを）してほしいくらいですから」

[沢村]「そうだね．**『告知の問題』は医療者の心のヘルスケアにも影響するか
　　　ら**，今回のレッスンを身につけて役立ててほしいね」

[レジノ]「わかりました．『かきくけこ』なら，僕にでもできそうです」

まとめ

- 「悪い知らせを伝える」ことを避けてはいけない
- すべての極意が凝縮した「かきくけこ法」を身につけよう

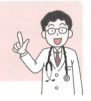

Part 2

疼痛薬の使い方

Lesson 6 　身体の痛みには
　　　　　「正しい診断」と「薬の知識」 ……… 58

Lesson 7 　身体的痛みのマネジメントを
　　　　　やってみよう！ ……… 79

Lesson 8 　オピオイドが効きにくい場合の
　　　　　鎮痛補助薬ってなに？ ……… 95

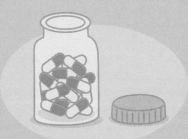

Part2 ●疼痛薬の使い方

Lesson 6 身体の痛みには「正しい診断」と「薬の知識」

本レッスンでは，身体の痛みについてとりあげます．身体の痛みのコントロールは取り組みやすく，かつすぐ効果の出る分野です．

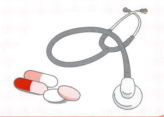

研修医レジノ「がん性疼痛の管理はWHOのガイドライン（P.78 **用語解説1**）通りやるよう古居先生に言われましたが，間違っていますか？」

沢村先生「それは間違っていないね．現在でもWHOのガイドラインは役立つ．しかしがんがあればがん性疼痛かな？」

レジノ「がんがあればがん性疼痛でしょう．古居先生は『がんは痛いから，しかたなく最後に麻薬を使うんや』とおっしゃっていました」

沢村「むっむ，その考えはちょっと違うよ」

1　必ず知っておきたい身体の痛みのマネジメント　【初級編】

　緩和医療で診る痛み＝がん性疼痛と考えてはいけません．

　がんであるかどうかにかかわらず，痛みの原因を診断し疼痛管理の知識をもって痛みを除去するのが医療者の務めと考えましょう．

　がんによる身体の痛みは，多くの場合複数の痛みの原因が重なり合っています．このような痛みに対してひとつの鎮痛薬でコントロールすることは困難です．

　鎮痛薬は大きく分けてオピオイド鎮痛薬と非オピオイド鎮痛薬に分類できます．オピオイド鎮痛薬はモルヒネ，オキシドコン，フェンタニル，メサドン，タペンタドールなどの医療用麻薬や，ペンタゾシン，ブプレノルフィンやトラマドールなどの非麻薬があります．非オピオイド鎮痛薬の代

表的な薬剤がNSAIDsとアセトアミノフェンです．麻薬とは向精神薬のなかで法律によって麻薬と指定された薬であって，薬理学上のオピオイドと同義ではありません．

身体の痛みのコントロールには痛みの性状を知り，オピオイド鎮痛薬や非オピオイド鎮痛薬を適切に使用する能力が要求されます．

問題2　「痛み」についての正しい認識

Q 身体の痛みについて正しい理解は？

① 病気なので痛みはしかたない
② 手術後は痛いのが当たり前
③ 鎮痛薬は副作用があるので，自制内（我慢できる）の痛みには使用しない
④ 痛くても合併症が増えたり，死んだりすることはない
⑤ がん患者の痛みは特有で，すべてがん性疼痛なので麻薬しか効かない

A すべて正しくありません．

痛みをコントロールすることはプライマリケアです．術後の疼痛は合併症を増やします．『自制内の痛み』は痛みがコントロールされず，放置されているという意味でしかありません．副作用をふまえて投薬するのが医療です．疼痛が強いと食欲がなくなり，動けなくなります．このような状態はいろいろな合併症を引き起こします．がんであれば，痛みはすべてがん性疼痛ということはありません．その原因と性状にあった鎮痛薬を使用します．

🔶 急性の痛み

急性に発症した痛みは，通常それ自体を主訴として来院されます．そのような疼痛の治療としては，その原因をふまえて痛みのコントロールをします．

外傷，急性の良性疾患による痛みや手術関連（とくに術後疼痛）の痛みでは，原因が除去されれば時間とともに痛みは軽減します．そのため患者さんに痛みを我慢させやすいのですが，疼痛による合併症の発生は多く，例えば術後の疼痛のために早期離床が困難であれば肺合併症が増えます．

もし痛みのために動かずに臥床すれば，仙骨部や背部に褥瘡を生じるかもしれません．

- **急性疼痛に対するマネジメント**
  - 急性の痛みには原因の治療が最も優先される
  - 患者は痛みのために受診しているので疼痛除去は必ず行う
  - 痛みを軽視した医療態度は患者に不信感を抱かせる
  - 実際の診療では原因に応じた鎮痛薬を選び，即効性のある薬剤を使用し疼痛をすばやくコントロールすると患者の信頼・協力が得られやすい

    例）胆石発作や尿管結石時の疼痛
    → 鎮痙薬としてまずブチルスコポラミン（ブスコパン®）注を行い，効果がみられないときはペンタゾシン（ペンタジン®）注追加
    　　抗コリン薬は緑内障には禁，ペンタゾシンは悪心や頭痛を伴うことがあり頭蓋内圧上昇時は禁

  - 慢性疼痛管理中の急性増悪時においても早急に対応

    例）骨転移の病的骨折時の激痛
    → NSAIDs，オピオイドの投与に加え，整形外科的に固定，放射線治療を行い，さらに，ビスフォスホネートや抗RANKLモノクローナル抗体（デノスマブ：ランマーク®）注

    例）消化器がん術後の絞扼性イレウスや消化管穿孔による激痛
    → 緊急の開腹手術

慢性の痛み

慢性疼痛の特徴は，持続する痛みが脳にインプットされると原因が除去されても痛みが続くことです．また痛みの悪循環や複合的な原因による疼痛なので完全に除去することの難しい痛みです．

がん性疼痛は慢性の痛みに分類されます．がんがあるからがん性疼痛と安易に考えてはいけません．痛みの原因を探求することが最も重要です．原因をつきとめて痛みを除去するのが本道ですが，原因がはっきりしなくても，痛みを止める努力をすることで治療を円滑にし，疼痛が軽減することが多いのです．

- （急性疼痛と同様）早く痛みを止める

  疼痛軽減 → よいコミュニケーションの確立 → 患者さんの満足度アップ

- 安く安全に痛みを止める

慢性疼痛は長期の治療を要します．経済的負担や長期投与の安全性をふまえて治療しましょう．

問題3 WHOがん性疼痛ガイドラインの使い方

Q ガイドラインで最も重要視しなければならないことは？（2つ）

① by the mouth：経口的に
② by the clock：時刻を決めて規則正しく
③ by the ladder：三段階除痛ラダーに沿って効力順に
④ for the individual：患者ごとの個別的な量で
⑤ with attention to detail：細かい配慮をもって

A 実際の診療では④と⑤です．

①痛みが激烈であればあえて経皮や経静脈的にオピオイドの投与を行うことがあります
②患者さんのQOLや痛みの性状を考え投与時刻を変えることもあります
③痛みが強い場合は強オピオイドとNSAIDsの併用から開始することも少なくありません．最期まで弱オピオイドの管理となる患者さんは実際のところ少なく，最近はオキシコドン（オキシコンチン®）から開始することが多くなっています
④と⑤が疼痛管理の基本です．**患者にあった鎮痛薬を適切量使用し，細かい配慮をもって副作用対策を確実にする**ことが最も重要です．

1 非オピオイド鎮痛薬―NSAIDsとアセトアミノフェンの話

NSAIDsとアセトアミノフェンは**WHO三段階除痛ラダーの第一段階に使用**します．多くのがん性疼痛に併用して使用します．NSAIDsやアセトアミノフェンには得意な疼痛分野があります．頭痛，歯痛，生理痛に対してはモルヒネよりも効果があります．骨転移にも有用です．しかし有効限界（ceiling effect）があり，増量しても痛みを軽減せず副作用が増強するので，疼痛が強いときはオピオイドを併用します．

通常，経口投与を基本にします．経口できなければ静注用アセトアミフェ

ン（アセリオ®）を経口に準じて投与，フルルビプロフェンアキセチル（ロピオン®）を1日3回静脈注射にて投与するかジクロフェナク坐剤（ボルタレン® サポ®）を定時投与します．

◆ NSAIDs

NSAIDsはプロスタグランジン（PG）の産生にかかわるシクロオキシゲナーゼ（COX）を阻害します．シクロオキシゲナーゼには生理的に必要なCOX-1と痛みや炎症時に誘導されるCOX-2があります．COX-2を比較的多く阻害するNSAIDsをCOX-2選択阻害薬と称しています．どちらにしても副作用として**胃腸障害，腎障害，肝障害には注意**しておいた方がよいでしょう．たくさんの種類の薬剤が商品化されています．自分の使用するNSAIDsの特徴を知って1日量や回数を決定し使用しましょう．

NSAIDsは，坐剤やプロドラッグであっても胃腸障害が副作用として問題になります．NSAIDsの胃腸障害に最も効果があるのはプロトンポンプ阻害薬です．次にPG製剤のミソプロストール（サイトテック®）です．エビデンスはありませんが，常用量のH2受容体拮抗薬や粘膜保護薬も併用されています．

アスピリン喘息にはNSAIDsは禁忌です．それ以外に留意することとして，NSAIDsと他の薬剤の相互作用は多いので注意してください．

◆ アセトアミノフェン

アセトアミノフェンは**消化器症状が少なく胃潰瘍の既往があっても使用できます．血液凝固の影響も少ないので消化管出血があっても使用できます．腎機能の影響も少なく安全な薬剤**です．剤形がやや大きいことと頻回投与であるデメリットはありますが，もっと普及してよいと思っています．

1日の最大投与量は4,000 mgです．1日4 ~ 6回に分けて投与します．1,500 mg/日 以上投与する場合は，肝機能検査を定期的に行います．

経口薬と静注薬は等価で，1回300 ~ 1,000 mgを4 ~ 6時間の間隔をあけ15分かけて静脈内投与します．

腎障害があっても2,000 mg/日までは使用できます．

長期連用にて肝機能障害を起こすことがあるので慢性アルコール依存症患者には注意が必要です．自殺目的などの過量（通常量の10倍）にて肝細胞壊死が生じます．

2 オピオイド鎮痛薬

● 弱オピオイドの話―「弱」にだまされないで

　弱オピオイドに分類されるのは**コデイン，トラマドール**です．それ以外に代替薬としてペンタゾシン，ブプレノルフィン（ブプレノルフィンを強オピオイドに分類することあり）が弱オピオイドのグループに入っていましたが，がん性疼痛には有効限界の問題もあり使用頻度は減少しています．急性疼痛には今もよく使用されており，持続7日間のブプレノルフィンテープ（ノルスパン®テープ）は非がん性慢性疼痛に使用されます．

　強と弱の分類は便宜上の分類です．弱オピオイドとは軽度から中等度の痛みに用いるオピオイド，強オピオイドとは中等度から高度の痛みに使用するオピオイドを意味します．つまり強と弱の分け方は強い痛みに使用しやすいオピオイド，弱い痛みに使用しやすいオピオイドと考えた方がよいでしょう．例えばオキシコドン（オキシコンチン®）5 mg錠を弱オピオイドに分類している場合もあります．

　ここで注意してほしいことは，ペンタゾシン 30 mg，ブプレノルフィン 0.3 mgとトラマドール 100 mgの注射薬1アンプルの鎮痛効果はモルヒネ（10 mg）1アンプルに相当することです．弱オピオイドのペンタゾシン，ブプレノルフィン，トラマドールは**必ずしも効果が弱くて安全なオピオイドとはいえないのです**．

● 麻薬処方箋の有無による分類（表1）

　弱オピオイドに分類されるコデインは麻薬ですが，100倍散にしたコデインは麻薬の指定がなく，ペンタゾシン，ブプレノルフィン，トラマドールは麻薬に指定されていません．

　麻薬の扱いでないことを弱オピオイドと同義に考えて使用している医師や薬剤師も少なくありません．そして麻薬の扱いをしなくてよい（向精神薬として取り締まられていますが）ことが主なメリットで本邦では汎用されてきたのです．

　筆者は**NSAIDsやアセトアミノフェンのみでは少し痛みが残っている症例と，肺がんなどで痛みよりも咳が強い場合にコデインを併用**して効果を上げています．しかし痛みのコントロールを100倍散コデインで行うには薬の総量が多くなり服薬しにくく，かつ1日に4～6回投与しなければなりません．結局，コンプライアンスに難があり，使用頻度は多くありません．

表1 麻薬処方箋のいらないオピオイド

一般名	商品名	製剤	有効時間 (hr)	モルヒネ1に対する換算量[注]	有効限界,または最大投与量
トラマドール	トラマール®	25 mg・50 mgカプセル 100 mg注	4〜6	5〜10 経口は5 (注射は10)	400 mgを超えない(腎不全時減量)
	トラムセット®	アセトアミノフェンとの合剤			
コデイン		100倍散のみ 非麻薬	3〜6	6〜12 通常10	200〜300 mg
ペンタゾシン	ペンタジン®・ソセゴン®	25 mg錠 15 mg・30 mg注	4〜6	6〜12 通常10 (注射は2〜6)	有効限界あり
ブプレノルフィン	レペタン®	0.2 mg・0.4 mg坐剤 0.2・0.3 mg注	8〜12	1/60〜1/80	有効限界あり
	ノルスパン®	5 mg・10 mg・20 mgテープ	7日間	テープなので添付文書参照	20 mgを超えない

注）経口モルヒネ1 mg/日に相当するのが経口トラマドール5 mg/日（注射は各々注射薬で換算．モルヒネ注1 mg/日はトラマドール注10 mg/日に相当）

ペンタゾシン，ブプレノルフィンは麻薬の処方箋が不要ですが，効果が頭打ちになる有効限界がありがん性疼痛に対する使用頻度は減少しています．それに代わってトラマドール（トラマール®）が汎用されています．

● ペンタゾシン

オピオイド受容体に対する作動性と拮抗性の二面性をもつ拮抗性鎮痛薬なので**他のオピオイド投与時に使用してはいけません**．

注射薬と経口薬があります．とくに注射薬は短時間の効果しかなく，精神症状をきたしやすく依存形成がありますのでがん性疼痛には勧められません．経口薬は，どうしても麻薬の処方ができない場合にやむなく使用しています．この場合も他のオピオイドと併用してはいけません．

● ブプレノルフィン

拮抗性鎮痛薬なので他のオピオイド使用時に併用してはいけません．依存形成があります．

坐剤，注射薬，持続7日間のブプレノルフィンテープがあります．以前はレペタン水と称して院内で調剤してもらって経口投与していましたが，

最近はがん性疼痛に対しては使用しなくなりました．

　有効限界があることに注意し，また他のオピオイドと併用してはいけないのでレスキュー（後述）には同剤のみ使用してください．

◆ トラマドール

　現在，弱オピオイドとして使用しやすいのはトラマドールです．副作用は少なく，オピオイド受容体だけでなく神経障害性疼痛にも作用するようです．1日最大用量は400 mgでがん性疼痛だけでなく慢性疼痛や術後の鎮痛にも使用できます．内服薬は1日4回投与ですが徐放剤も開発されています．腎不全（透析）時は1回6.25〜18.75 mg 1日4回．レスキュー量は1日量の1/8〜1/4を使用します．

　アセトアミノフェンとの合剤トラムセット®は非がん性疼痛のみに適応になっています．1回1錠 1日4回投与しますが最大1回2錠 1日8錠まで投与できます．

ペンタゾシン錠とナロキソンの話

　ペンタゾシン錠を潰して生食に溶解して静注や筋注をしても効果はありません．これは乱用防止のため麻薬拮抗薬ナロキソンが配合されているからです．経口投与ではナロキソンは初回通過効果を受け不活化されペンタゾシンのみ薬効を示します．ペンタゾシンの過量にはナロキソンが有効ですが，ブプレノルフィンにはナロキソンの効果は確実ではありません．ペンタゾシン注とブプレノルフィンは術後に汎用されていますが，がん性疼痛には相応しい薬剤とはいえません．適切なオピオイドの選択が望まれます．

◆ 強オピオイドについて

　『強オピオイドつまり強力な麻薬，処方するときも麻薬処方箋が必要，管理も大変である．紛失すれば場合によっては始末書だけでおさまらない．手が後ろにまわる薬』と思われているかもしれません．しかし，**その実体は単なる鎮痛薬**なのです．そして，少量を適切に使えば，弱い痛みにも使用できます．例えば，本邦ではオキシコンチン®の5 mg錠が弱オピオイドとして代用されています．

　現在，日本でがん性疼痛に汎用されている強オピオイドはモルヒネ，オキシコドン，フェンタニル，メサドン，タペンタドールです．

「強い」「弱い」の本当の意味

本来、強（strong），弱（weak）は絶対的な力価（例えば，1 mgあたりの効果）で決定されます．しかし，臨床家にとって使用時の単位は1アンプルや1錠なので，使用単位に応じた効果や切れ味で薬を評価します．例えば注射薬のオピオイドの力価は，高い，つまり強（strong）の順にフェンタニル，ブプレノルフィン，モルヒネ，ペンタゾシンとなりますが，経験上の1アンプルの効果はモルヒネ10 mg注，ブプレノルフィン0.3 mg注，フェンタニル0.1 mg注，ペンタゾシン15 mg注の順に効果が弱くなるようです．つまりペンタゾシン30 mg注はモルヒネ10 mg注と同等なので，強オピオイドのフェンタニル1アンプルよりも弱オピオイドのペンタゾシン30 mg注1アンプルの方が強力なのです．臨床ではこのような実際的な知識の方が大切で，過剰投与や過誤の予防になります．

併用の話

オピオイドとNSAIDsあるいはアセトアミノフェンの併用は推奨されています．ではアセトアミノフェンとNSAIDsの併用はどうでしょうか？作用機序が異なるので効果はあります．実際，臨床上も効くようです．しかし副作用も増強するのでやむを得ない場合をのぞいて避けた方がよいでしょう．もし併用する際は十分注意してください．

3 実際のオピオイド使用にあたって

■ オピオイド使用時の注意点

オピオイド使用時のフローチャートを示します（図1）．

■ オピオイド使用時の説明

麻薬に対する偏見や先入観は患者さんや家族だけでなく，医療者にもあります．説明する医療者の麻薬に対する不勉強は，患者さんにオピオイドに対する拒否を誘導します．その場限りの無責任な説明は害があっても益はありませんのでやめましょう．

問題4　「オピオイド」に対する正しい認識

Q 医療用麻薬に対する悪い説明例です．どこが間違っているか考えましょう．

①モルヒネは最後に使用する薬です．痛みがどうしようもないので，命を縮めても使用します

②もう治療はありません．麻薬で痛みを止めるしかありません

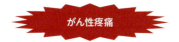

| 第1段階 | NSAIDsあるいはアセトアミノフェン |

＋

| 第2段階 | 麻薬処方をしない
トラマドール追加
400 mg/日まで増量可 | 麻薬処方を追加
・オキシコドン 10 mg/日から経口開始
・モルヒネ少量から開始
・コデインを開始 |

| 第3段階 | 麻薬処方に変更
オキシコドン・モルヒネ・タペンタドール・フェンタニルにオピオイドローテーション | オピオイドを十分増量
場合によってオピオイドローテーション |

鎮痛補助薬の追加・神経ブロック・放射線治療, オピオイドをメサドンに変更

図1　がん性疼痛管理のフローチャート
注）オピオイドローテーションについては後述

③麻薬は中毒になるので，痛みが我慢できないときに使ってください
④病気が進行して末期です．だから痛み止めとして麻薬を使用します
⑤麻薬は副作用が強いので，できるだけ少量を使います
⑥モルヒネは（麻薬なので）よくないのでオキシコドンあるいはフェンタニルパッチを使用します
⑦この薬は痛み止めの良い薬で麻薬ではありません
⑧抗がん剤（あるいは放射線治療）の効果があれば痛みがおさまるのでその効果をみるために麻薬はやめましょう

A 一般的な「麻薬」の悪いイメージと医療用麻薬を混同せず，下記のように考えましょう．
　①オピオイドはしかたなく最後に使用する薬ではなく，痛みに合わせて使用します．命を縮めることはありません

②医療では「治療がない」ことはありません．痛みを緩和することが治療です
③オピオイドは適切に使用すれば中毒になったり廃人になったりしません．疼痛時ではなく時刻を決めて（by the clock）規則正しく使用します
④オピオイドの使用は病期ではなく疼痛によって使用を考えます．適切な量を使います
⑤量に左右されず副作用対策を十分行ってオピオイドを使用します
⑥モルヒネ，オキシコドン，タペンタドールあるいはフェンタニルはすべて医療用麻薬です．モルヒネがよくない（？）理由はありません
⑦ウソで一時しのぎをしてはいけません．必ず麻薬であることを説明してオピオイドを使用しましょう
⑧痛みのコントロールを行わず，疼痛にて治療の効果判定をしてはいけません．疼痛コントロールを正しく行えば鎮痛薬の減少にて効果は判定できます

▶ 副作用対策

　すべてのオピオイドは程度の差こそあれ，便秘，悪心・嘔吐，眠気，せん妄，排尿障害などの副作用があります．この対策を行わないと**コンプライアンスは極度に低下**します．必ず行いましょう．

● 便秘対策

　便秘は頻度が高く，耐性は生じません．予防的に緩下剤を投与します．
[処方例]
- 酸化マグネシウム1回0.5〜1 g 1日3回または眠前1回．透析患者に長期投与しない
- センノシド（プルゼニド®）1錠12 mg．1回12〜24 mg 1日1回就寝前，4錠まで可．液剤を希望する場合はピコスルファート（ラキソベロン®）1日1回10〜15滴

　フェンタニル，トラマドール，タペンタドールは比較的便秘の副作用が少ないので，モルヒネやオキシコドン使用時にどうしてもコントロール困難な便秘に対してはフェンタニル，トラマドールやタペンタドールにオピオイドローテーション（後述）します．

● 悪心・嘔吐対策

オピオイド開始時や増量時に悪心・嘔吐が生じます．悪心は耐性ができるので（通常1〜2週間）予防的にプロクロルペラジンなどを投与します．同じ薬であっても経口投与よりも持続皮下注や持続静注の方が吐き気は少ないので，どうしてもコントロールができない場合は持続皮下注に投与経路を変えることもあります．場合によってはオピオイドローテーションも考慮します．

オピオイド投与中に生じた悪心については他の原因で起きているかどうかの判断も必要です．

[処方例]
- プロクロルペラジン（ノバミン®）1錠5mg 1回1錠 1日3回 → 眠気は少ない
- ハロペリドール（セレネース®）1回0.75〜1.5mg 1日1回 → 鎮静作用強い．透析時も同量
- ジフェンヒドラミン・ジプロフィリン配合剤（トラベルミン®）1回1錠 1日3〜4回

2 痛みとチーム医療　　中級編

痛みのアセスメントとチーム医療が実践できることが中級コースです．
痛みの原因は？ がんによるもの？ がん以外による痛み？
つまり痛みの評価（機序，いつ，どこが，どの程度，どのように起きるのか？）を行い，そしてチーム医療として痛みに対応することが必要です．
実際の痛みのコントロールには，近年売り出された麻薬の製剤に精通しなければなりません（後述）．

1 チームで行う痛みのケア　中級編

■ チームとして考えてほしいこと
- 自制内（患者が我慢している）の痛みは放置でよいのか否か
- 痛みは身体的痛みだけではない
- プラセボは誰にでも効果がある
- 患者さんは医師，看護師，家族に対して違った対応をするものである

- 医療者間で共通の痛みの評価は不可欠（医療者にとってアセスメントが最重要）

なぜ？ いつ？ どこが？ どのように？ どの程度？ 痛いかをチームとしてアセスメントしペインコントロールを行い，その結果をフィードバックさせるシステムの構築が中級編です．

ここで注意してほしいことは**がん性疼痛でも痛みの原因除去が可能であれば，それを一番はじめにやらなくてはならない**ということです．それが不可能であれば（大部分はそうなのですが）疼痛の緩和を行います．ガイドラインの通りにするのではなく，患者さんの状態がガイドラインに適合するので結果的にガイドラインに沿って管理する．そのアウトカムをガイドラインにフィードバックして検証し続けることが大切です．

2 オピオイドローテーション

◆ 古くて新しいオピオイド

麻薬の処方が20世紀に比べ簡単になるとともに，21世紀になってから多くの医療用麻薬の新製品が発売されました．そのなかでがん性疼痛に保険適用がある医療用麻薬はモルヒネ，オキシコドン，フェンタニル，メサドン，タペンタドールです．

◆ 21世紀になって売り出されたオピオイド製品

本邦では20世紀末までがん性疼痛に安心して大量使用できるオピオイドはモルヒネ製剤しかありませんでした．最近になっていろいろな医療用麻薬が登場し，がん性疼痛に使用できるようになりました．これらは未知の薬物を新しく開発したオピオイドではありませんが，剤型を工夫し利用しやすくしたり，トラマドールを改良してタペンタドールが販売されるようになりました．以前に比べがん性疼痛の管理は容易になりましたが，安易な使用でトラブルも散見されます．

◆ 新しく出てきたオピオイド製品

- フェンタニルパッチ（デュロテップ®MTパッチ，ワンデュロ®パッチ，フェントス®テープ）
- 徐放性オキシコドン（オキシコンチン®）

- レスキュー用即効性モルヒネ（オプソ®）
- レスキュー用即効性オキシコドン（オキノーム®），オキシコドン注射薬（オキファスト®）
- メサドン（メサペイン®）
- フェンタニル舌下錠（アブストラル®），フェンタニルバッカル錠（イーフェン，アクレフ®）※アクレフ®は2015年1月現在本邦未発売
- タペンタドール（タペンタ®）

● **新しいオピオイド製品が出てきたのはなぜでしょうか？**

コマーシャルベースにおいて潜在的需要が多いからです．日本の医療用麻薬の消費量は欧米と比較し，未だ十分な量に達していません．つまり医療用麻薬が必要な患者さんがたくさんいるのに，十分に使用されていない現状があるからです．

フェンタニルパッチ，オキシコドン，タペンタドールはオピオイドローテーションに利用します．

即効性モルヒネ（オプソ®），即効性オキシコドン（オキノーム®），フェンタニル舌下錠（アブストラル®），フェンタニルバッカル錠（イーフェン）はレスキューに使用します．オキシコドンの注射薬パビナール®は以前からありましたが，合剤でがん性疼痛には適用外でした．そこでオキシコドン注射薬（オキファスト®）が登場しました．世界的に有名な**メサドンは他のオピオイドでコントロールできないがん性疼痛に使用可能**となりました．タペンタドールはトラマドールに似た薬ですが，強オピオイドです．

◆ オピオイドローテーションとは

オピオイドには副作用と耐性があります．**副作用のコントロールができない場合や耐性で効果が不良になった際に，各症例に応じてオピオイドを変更することをオピオイドローテーションといいます．**

前述のように，20世紀末までの日本では医療用麻薬としてがん性疼痛のコントロールに使用できる薬剤はモルヒネしかありませんでした．多くの症例でモルヒネによって疼痛管理が行われましたが，難渋する症例も少なくありませんでした．今日ではオピオイドローテーションを行い，そのような症例のコントロールも容易になっています．しかし最近，使用できるオピオイドの種類が増えるにしたがって安易にオピオイドローテーション

表2　通常使用するオピオイド換算表

一般名	商品名	投与経路	投与間隔，または効果持続（時間）	経口モルヒネ1日量を1としたときの換算量
モルヒネ	モルヒネ散・錠 モルヒネ注 オプソ®内服薬 アンペック®坐剤 MSコンチン®・モルペス® カディアン®・パシーフ®	経口 皮下・静脈 経口 経直腸 徐放剤 徐放剤	4 持続 4 6〜8 12 24	1 1/2〜1/3 1 1/2〜2/3 1 1
オキシコドン	オキシコンチン® オキノーム®散 オキファスト®	徐放剤 経口 皮下・静脈	12 3〜6 持続	2/3 2/3 1/2
フェンタニル	フェンタニル デュロテップ®MTパッチ* ワンデュロ®パッチ* フェントス®テープ* アブストラル®・イーフェン®経口腔粘膜	皮下・静脈 経皮 経皮 経皮 	持続 72 24 24 投与は2時間以上の間隔（イーフェン®は4時間）	1/100 *放出量と表示は異なるので各々添付文書を参考 換算は吸収に個人差あり
タペンタドール	タペンタ®錠	経口	12	10/3

注）1日量であって1回量ではない．経口モルヒネ30 mg/日はオキシコドン20 mg/日に相当，モルヒネ注10〜15 mg皮下注（1日量）に相当する

する医師が増えています．使用できるオピオイドには限りがあり，患者さんは以前に使用したオピオイドを再度，試みることに対して抵抗感（あるいは拒否感）が強いので，**ひとつのオピオイドを大事に上手に使用し，安易にオピオイドローテーションをしないことも重要なことです**．

● **オピオイドローテーション換算の目安と投与経路の換算目安（表2）**
  ● 経口モルヒネ 60 mg/日 = 経口オキシコドン 40 mg/日 = デュロテップ®MTパッチ 4.2 mg・ワンデュロ®パッチ 1.7mg・フェントス®テープ 2 mg = タペンタドール（タペンタ®）200 mg/日 レスキューは経口モルヒネ 10 mgあるいはオキシコドン即効性散剤 5〜10 mg．フェンタニル舌下錠（アブストラル®）は100 μgを開始量として至適用量を決定（フェンタニルバッカル錠（イーフェン®）は50〜100 μgから開始）
  ● 経口モルヒネ 60 mg/日 = モルヒネ坐剤 30〜40 mg/日 = モルヒネ皮下注，静注 20〜30 mg/日

注：経口，坐剤，皮下注，静注の換算は1日使用量である．

● 変更時の注意点

オピオイドの変更時には下記について注意しましょう．
- 経口投与の吸収は病態により差が出てくる
- フェンタニルパッチの経皮的吸収は個人差があり，FDAからも不適切な使用による死亡および重篤な障害について安全性警告がなされているので，よく熟知してから使用する．製薬会社の換算表では痛みが増強するのでレスキューを必ず行うこと．症例によりかなり効果に幅がある．例えばデュロテップ®MTパッチでは吸収開始から最高血中濃度までは45時間後，剥がしたあとの血中半減期が17時間であることに注意．オピオイドローテーションを行う場合は以上のことを考慮すること
- デュロテップ®MTパッチは72時間後（3日後）に貼り替えて使用する．使用するパッチのサイズは目安であり，表示している数値は1日量ではない．フェントス®テープとワンデュロ®パッチは24時間ごとに貼り替えること．経皮投与は個人差が大きいだけでなく入浴などでも変化するので注意が必要
- 1日の使用量か，1回の使用量なのかどうかオピオイドの製品によって異なるので注意が必要である
- モルヒネ，オキシコドンやフェンタニルからペンタゾシン，ブプレノルフィンに変更しない
- オピオイドの変更時は過不足にならないように，減量やレスキューを確実にすること
- アブストラル®舌下錠，イーフェン®バッカル錠は至適用量を決定すること
- メサドンは安易に使用してはならない

3 レスキュー

● レスキュー用オピオイドによるレスキューとは？

レスキューとは，**いつもの鎮痛薬でコントロールできないときに，臨時に鎮痛薬を追加投与すること**です．オピオイド導入時のオピオイド必要量を決定する際や疼痛増悪時のオピオイドの増量，そして突発痛への対応や

オピオイドローテーションをスムーズに行うために使用します．レスキューは**最大投与量の制限がない即効性の鎮痛薬が望ましい**のでモルヒネ注やオプソ®，オキシコドン注射製剤のオキファスト®やオキノーム®，アブストラル®舌下錠，イーフェン®，フェンタニル注などのオピオイド製剤で行うことが勧められます（P.78 **用語解説2**）．

オピオイドローテーションとレスキューは疼痛管理の基本です．必ず習得してください．

● レスキュー量

● 経口投与

換算経口モルヒネ1日量の1/6を1回のレスキュー量とします．即効性のモルヒネ製剤を使用します．オキノーム®を使用する場合は換算経口オキシコドン1日量の1/8〜1/4を経口投与します．

● 皮下注，静注

1時間量の早送りあるいは1日量の1/12の量を1時間で注入します．

● 口腔粘膜吸収剤

フェンタニルのレスキュー製剤アブストラル®，イーフェン®は使用方法を熟知し至適用量を決定してください．

● PCA (patient controlled analgesia)

持続皮下注あるいは静注で疼痛管理中，疼痛増悪時に患者自身がレスキューできるシステムをPCAといいます．

電動式シリンジポンプとバルーン式ディスポーザブルポンプがあり，在宅での持続皮下注や静注での疼痛管理ができるようになりました．

● 疼痛コントロールの目標

がん性疼痛に対して，実際どの程度まで痛みのコントロールができるのでしょうか？　その目標は？

● 臨床的目標

①安眠が可能

まず睡眠ができること．痛みで眠れないのは拷問です．必ず早急に睡眠が可能な程度までは鎮痛しましょう．

②安静時の疼痛除去

- visual analog scale(VAS)
  100 mmの直線上に，患者さんに痛みの程度をチェックしてもらいその長さを計測する方法

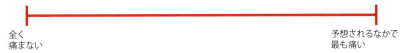

全く痛まない　　　　　　　　　　　　　　予想されるなかで最も痛い

- numeric rating scale(NRS)
  0から10の11ポイントで痛みの程度を患者さんに答えてもらう方法

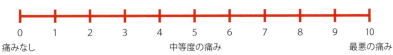

0　1　2　3　4　5　6　7　8　9　10
痛みなし　　　　　中等度の痛み　　　最悪の痛み

図2 visual analog acale(VAS)とnumeric rating scale(NRS)

①の次の目標が安静時の安楽です．

③動作時の疼痛除去

QOLのうえで動作時に痛みがないことが望まれます．

完全に疼痛をコントロールすることは難しいかもしれませんが，最低でも安眠できるようにはしましょう．ただし，呼吸数の減少と高度の傾眠はオピオイドの過量です．

④本来の自分にもどる

動作時の疼痛を完全に除去したり，病気前の健康な状態に戻すことは難しいのですが，本来の患者さんの優しさや思いやりが戻ってくればスピリチュアルな点での臨床上の到達点と考えられます．家族や医療者にもよい影響を及ぼす目標です．

痛みの強さをアセスメントする方法として最もポピュラーなのがvisual analog scale(VAS)とnumeric rating scale(NRS)です（**図2**）．

VAS(NRS)の目標

VAS(NRS)値は絶対値ではなく変動が重要です．しかしVAS(NRS)値が30 mm(NRSでは3)以上では鎮痛薬のレスキュー頻度が多く，疼痛が持続し患者の満足度は低いようです．できるだけ30 mm(NRSでは3)以下になるようにしましょう．しかし，どうしてもその値にできない場合があります．くり返しになりますが，VAS(NRS)値は絶対値ではなく，変動がより大切です．もし疼痛が増悪すれば必ずレスキューし元の値までは痛みの軽減をはかりましょう．臨床的目標とVAS(NRS)値を利用することによって医療チームは患者さんの疼痛の情報を共有できます．このことが最も重要です．

新しい鎮痛薬?? の話

　日本では使用されていませんが，海外では大麻ががん性疼痛に使用されている地域があります．今後，本邦で許可されるかわかりませんが興味のあるところです．
　脳内物質の研究や新薬の開発は日進月歩です．新たな薬物の発見だけでなく以前から存在する物質にも注目されるものがあります．その1つがオキシトシンで，妊娠・出産・授乳だけでなく触れ合いや愛情に関与していると考えられています．スピリチュアルペインに効果?? があるかもしれません．

3　アートとしての痛みコントロール　　　上級編

　上級編で目指すのは鎮痛補助薬の上手な使用法，神経障害性疼痛（神経因性疼痛）などの難治性疼痛の管理，ステロイドの使用法などアートとしてのスキルの会得です．
　また臨床研究の実践も必要です．

◆　　　◆　　　◆

レジノ　「今回は内容が多くてわかりにくいのですが…そういえば古居先生が研修医のときはブロンプトンカクテルを使っていたとおしゃっていましたが，これはなんですか？」

沢村　「ブロンプトン病院のカクテルだね．1980年以前の話だよ，それは．1回量，モルヒネ15 mg，コカイン10 mg，ジン4 mL，蜂蜜4 mL，抱水クロラール15 mLを処方したんだ．1980年代初期は，私もブロンプトンカクテルに準じて，モルヒネにクロルプロマジンシロップを加えて1日4回投与していたよ．そのころはモルヒネに極量があり，増量すると薬剤部長から不正を働いているように扱われて，やりにくかったね．がん末期の疼痛時に，オピオイドとアトロピンやスコポラミンの合剤モヒアトや，オピスコを筋注するのが最期の儀式だった時代だよ．昔の話だが，その時代のまま進歩しない化石のような医師がまだいるのも事実だね」

レジノ　「つまり新しいオピオイドを勉強すればよいんですね．例えばオキシコドンとか？」

沢村「いや，そのころから複方オキシコドンはあるんだよ．がん性疼痛に対する鎮痛薬の使用は個々の薬の勉強じゃなくて，1986年のWHO（世界保健機構）によるガイドラインがスタートラインなんだ」

レジノ「オキシコドンは最近開発された新薬だと思っていましたが，古くからあるんですね．ガイドラインも30年近く前に出ているんですよね．だけど，どのように使っていいのか…」

沢村「実際の症例で経験しないとわかりにくいよね．次回のレッスンは，問題や症例の検討をして具体的に説明しよう」

まとめ

- ガイドラインは参考に，ただし頼りっきりにならないように
- オピオイドは正確な知識をしっかりもって使用する
- 薬の進歩にもしっかりついていこう

用語解説1

WHOのがん性疼痛ガイドライン

がん性疼痛に対する鎮痛薬の使用法の原則は1986年のWHO（世界保健機構）によるガイドラインに要約されています〔World Health Organization（1986）Cancer Pain Relief. WHO, Genova/World Health Organization（1996）Cancer Pain Relief with a guide to opioid availability. WHO, Genova〕.

WHOのガイドラインに沿って治療を行えば8割から9割のがん患者の疼痛管理が可能です.

このガイドラインは1986年に出版されているにもかかわらず，しかし未だそのレベルに達していない病院が少なくないのです．本レッスン冒頭で紹介した初級が80年代当時に相当することがここでもわかっていただけるかと思います．WHOのガイドラインの理解と実践が初級コースです（図3）.

図3　WHO三段階除痛ラダー

- 第一段階（痛み軽度）：非オピオイド鎮痛薬
- 第二段階（第一段階でコントロール不十分な場合）：弱オピオイド ± 非オピオイド鎮痛薬
- 第三段階（第二段階でコントロール不十分な場合）：強オピオイド ± 非オピオイド鎮痛薬

± 鎮痛補助薬

用語解説2

フェンタニルについて

フェンタニル注は以前，麻酔にのみ保険適応でしたががん性疼痛にも使用できるようになりました．フェンタニルパッチのレスキューやモルヒネ，オキシコドンによる便秘などの消化器症状の強い患者さんに使用するとよいでしょう.

フェンタニルパッチのレスキューでの使用はデュロテップ®MTパッチ4.2 mgに対してフェンタニル注0.5 mLの早送り静注，あるいはフェンタニル注1 mLを1時間点滴静注にて投与します．筆者は，オプソ®やオキノーム®が使えない患者さんにはデュロテップ®MTパッチ4.2 mgあたりレスキュー時フェンタニル0.5 mLの早送り静注を行っています．イーフェン®バッカル錠，アブストラル®舌下錠は口腔より速やかに吸収されレスキューに使用できますが，使用法には注意してください.

全身麻酔に用いるレミフェンタニル（アルチバ®）は超短時間作用で蓄積性がなく，麻酔薬として使用されますが，呼吸抑制も強く，がん性疼痛には使用しません．

Part2 ●疼痛薬の使い方

Lesson 7 身体的痛みのマネジメントをやってみよう！

実際の痛みのコントロールは知識だけではできません．練習することが不可欠です．今回は問題形式で検討しましょう．

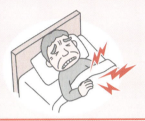

沢村先生「今回のレッスンは症例検討と問題集をやるつもりで進めよう」

研修医レジノ「身体的痛みの治療はガイドライン通りでよいと思っていましたが，そうじゃないのですか？」

沢村「ガイドラインというのは診療に役立つように書かれたモノで，決してそのようにしなければならない法律じゃない．**ガイドライン命の『ガイドラインおたく』になってはいけないよ**」

レジノ「僕たちはガイドラインやマニュアル通りにするよう教育を受けていますが？」

沢村「君たちは経験が少ないので，未知の航海に船出するときのマップとしてガイドラインを利用するんだ．自己流で進んでは座礁するよ．だからガイドラインを熟知して治療しないとダメなんだ．実際の診療では，患者さんにあった治療をいろいろと考えて行うことが結局ガイドラインに沿っていれば，まず合格点と思ってほしい．**ガイドラインとかけ離れていればその理由を説明できないといけない**」

レジノ「ガイドラインやマニュアルはそのように利用するのですね」

沢村「その通り．では痛みの診断，つまり痛みのアセスメントについて考えてみよう」

1　痛みのアセスメント

痛みのアセスメントとは目に見えない患者さんの痛みを理解し，他の医療者に伝えることができることです．それはチームで仕事をする際に不可欠なことで，その医療者の評価を左右するスキルでしょう．

よくあるアセスメントの間違い〜どれが真実？

男性55歳，会社役員のBさん．胃がん術後リンパ節に再発．1カ月前より腹痛がありました．主治医には「痛みは我慢できる．鎮痛薬は胃腸をこわすのが心配なので使用したくない」と言っていました．外来看護師には「痛くて辛いが，医師には伝えてほしくない」と頼んでいました．家族には「病院は何もしてくれない」と文句を言っていました．

Q　本当の痛みの程度はどうなのでしょうか？

A　痛みのアセスメントを医師のみに任せてはいけません．チームでアセスメントしなければ十分な評価はできません．

患者さんは医師の前で痛みを我慢することが多く，実際よりひかえめな痛みの表現になりやすいものです．適切な疼痛のアセスメントには，家族を含めたチームによる評価が不可欠です．多くの場合，アセスメントのキーパーソンになるのは看護師です．この事例では痛みが強いので，鎮痛薬の説明を十分に行い，痛みのコントロールをすぐ行いましょう．

よくあるアセスメントの間違い〜自制内とは？

50歳男性のHさんは直腸がん術後，局所再発に対する化学療法のため入院しました．食欲不振は強いものの，痛みは我慢できています．主治医はアセトアミノフェン1回500 mg 1日3回（1,500 mg/日）のままで，診療録には臀部痛自制内と記載しました．

看護師は，「患者さんは，食欲がないのは薬を飲んでから続いており薬の副作用と思っている」と診療録に記載しました．

Q ①自制内の痛みってなに？ ②アセスメントしていないのでは？
③食欲がないのは痛みのためでは？

A ①〜③それぞれ，以下のように考えましょう．

① 『自制内』とは痛みを我慢していることで，疼痛が弱いことではありません．我慢強い患者さんでは激痛でも自制内になります．

② アセスメントとは，痛いかどうかを記載するだけではなく，チームで患者さんの痛みに関する情報を共有できるようにすることです．

③ しばしば疼痛は食欲不振の原因になります．食後でないと鎮痛薬は服用してはいけないと思い込んで鎮痛薬を使用せず，ますます食欲をなくしている患者さんもいます．適切な説明と薬の選択を行いましょう．

Hさんに痛みのアセスメントを行い，アセトアミノフェンの増量とオキシコンチン®を追加投与しました．痛みはNRS（numeric rating scale，**Lesson6**参照）で8から1に軽減し，食欲が増しました．抗がん剤治療中も疼痛は軽度でした．

症例14 **よくあるアセスメントの間違い〜痛みよりつらい副作用**

我慢強い40歳女性のTさんは乳がん術後再発に対する化学療法のため入院し，不機嫌な顔で，痛みを我慢していました．主治医はオキシコンチン® 20 mg/日のみ処方しました．

しばらくして患者さんは悪心・嘔吐と便秘のため，薬の中止を希望したのでオピオイドの投与を中止しました．

患者さんは痛みを我慢し，抗がん剤の治療を行いましたが軽快せず，非常な苦しみのまま亡くなりました．

Q どうすればよかったのでしょうか？

A オピオイド使用時は副作用について患者さんによく説明し，前もって副作用を予防します．

悪心・嘔吐に対してはノバミン®，セレネース®やトラベルミン®を予防投与します．**悪心・嘔吐は1〜2週間で軽快します．しかし便秘**

には耐性が生じないので下剤の投与が必要です．
NSAIDsあるいはアセトアミノフェンを併用しましょう．どうしても副作用のコントロールが不良であればオピオイドローテーションを考慮しましょう．

患者さんのQOLを考えた薬の処方，適切な副作用対策と全人的な発想で痛みのコントロールを考えます．決して，患者さんが痛みで苦しみながら逝くことのないようにしましょう．

症例15 よくあるアセスメントの間違い〜痛みはがんだけ？

56歳女性のNさんは胆嚢がんの進行による黄疸のため入院しました．根治手術の適応はなく，1週間前にPTCD（percutaneous transhepatic cholangiodrainage：経皮的経肝胆管ドレナージ）を施行されました．黄疸は軽減しましたが発熱と上腹部痛が強くなりました．主治医はオキシコンチン®20 mg/日とロキソニン®1回1錠 1日3回を処方しました．しかし痛みは軽減せず，オプソ®5 mgでレスキューしています．主治医だけでなく看護師もドレーン部のケアをしていませんでした．

Q 痛みの増強の原因は？

A この症例ではPTCD固定部の感染により膿瘍を形成していました．そのために疼痛が強くなりました．

切開ドレナージにより疼痛は軽減しました．がん患者であるからがん性疼痛と即断してはいけません．患者さんをていねいに診察することが重要です．

症例16 よくあるアセスメントの間違い〜オピオイドだけが嘔吐の原因？

63歳，肺がんIV期，多発性骨転移の女性．胸痛増悪のコントロールのために入院しました．オピオイドを開始しましたが悪心・嘔吐が強く，ノバミン®投与をするも軽快せず，オピオイドローテーションを行い3週間経過しましたが嘔吐は軽快していません．

Q 悪心・嘔吐の原因は？

A 3週間経過しているのに悪心が軽快していないのは，オピオイドの副作用の悪心ではなく，他の原因がある可能性が高いと考えましょう．

脳転移，髄膜播種，消化管への転移や腸閉塞，高カルシウム血症などの検索を行いましょう．
この症例では，肺がんの脳転移が悪心・嘔吐の原因でした．
痛みのアセスメントは診断学であり，的確な診断が適切な治療を保証します．

2 痛みのマネジメント

オピオイドによくある間違ったマネジメントについて検討しましょう．

問題5 医療用麻薬の適切な使用法とは

Q 麻薬の正しい知識をもっていますか？
① 医療用麻薬には必ず副作用があります．なぜ安全といえるのですか？
② 麻薬中毒になったり，禁断症状は起こったりしないのですか？
③ 呼吸抑制はないのですか？
④ 呼吸困難には禁忌ですか？

A ①医療用麻薬は適切な使い方によって，安全となるのです．医療用麻薬には最大投与量がありません．十分な副作用対策を行えば，痛みがなくなるまで増量できます
②痛みのない人には医療用麻薬であっても危険です．また長期間の投与中に突然，服薬を中止すると消退症候群を生じます
③呼吸数の減少はオピオイド過量のサインです．その場合は減量を考慮してください
④モルヒネは，呼吸困難に効果があるというエビデンスのある数少ない薬剤です

呼吸困難感は死の恐怖を引き起こします．血液ガスのデータにかかわ

らず症状緩和が必要です．呼吸困難を放置すると患者さんや家族の不安感が強くなり，医療に対する不信感を増します．それだけではなく，未熟な医療者（新人の研修医や看護師）に多大なストレスを与えます．適切な症状緩和は，患者さんだけでなく医療者のメンタルケアからも必要なのです．

問題6　身につけたいオピオイドローテーション

Q モルヒネ以外にフェンタニルやオキシコドンが必要なのはなぜ？

A オピオイドローテーションのためです．

【オピオイドローテーション】
オピオイドローテーションとは医療用麻薬の副作用と耐性に対して，必要に応じてオピオイドの種類を変更することです．使用できるオピオイドの種類が多い方が疼痛管理をしやすいです．

【オピオイドの換算の目安（Lesson6 表2も参照）】
・トラマドール 300 mg/日＝タペンタドール 200 mg/日＝経口モルヒネ 60 mg/日＝経口オキシコドン 40 mg/日＝デュロテップ®MTパッチ 4.2 mg・ワンデュロ® パッチ 1.7 mg・フェントス® テープ 2 mg（レスキューは経口モルヒネ 10 mgまたはオキノーム® 5 mgあるいは 10 mg）
・経口モルヒネ 60 mg/日＝モルヒネ坐剤 30～40 mg/日＝モルヒネ皮下注・静注 20～30 mg/日

【注意点】
・経口，坐剤，皮下注，静注の換算は1日使用量（ただしレスキューは1回量）
・経口投与の吸収は個人により差あり
・フェンタニルパッチやテープは吸収に個人差があり，効果にかなり幅あり
・デュロテップ®MTパッチは72時間（3日間）ごとの貼り替えで使用するが，使用する表示サイズは目安である．なお添付文書と換算目安は異なるので注意すること（症例23参照）

・フェンタニル口腔内投与薬は必ず添付文書を参考にすること（含量が同じであっても吸収は異なる）

問題7　レスキューの指示を忘れずに！

Q レスキューとは？

A 定時の鎮痛薬でコントロールできないときに，臨時に鎮痛薬を追加投与することです．鎮痛薬のオーダー時は必ずレスキューの指示も行いましょう．

【経口投与時の目安】
- 経口モルヒネ1日量の1/6を1回のレスキュー量とし即効性モルヒネを使用．あるいはオキシコドン1日量の1/4～1/8のオキノーム®を使用
- 皮下注，静注では1時間量の早送り注，あるいは1日量の1/12の量を1時間で点滴注
- アクレフ®（2015年1月現在未発売）200μgから開始．バッカル錠．イーフェン® 50～100μgから開始．バッカル錠．
- アブストラル® 100μgから開始．舌下錠．
- 経口腔粘膜吸収のフェンタニル製剤は使用方法に注意し至適用量を決定

症例17　よくある間違った管理〜変更？　あるいは併用？

　膵臓がん術後再発の背部痛にてアセトアミノフェン 2,500 mg/日を処方していましたが，疼痛が強く，アセトアミノフェンを中止しコデイン 200 mg/日に変更しました．しかし，疼痛に効果はありませんでした．主治医は強オピオイドを使用するしかないと考え，オキシコンチン® 10 mg/日に変更しました．

　患者さんは薬を変更して疼痛が強くなったので，もとに戻してしてくれと要望したため，アセトアミノフェン 3,000 mg/日と疼痛時ボルタレン®サポ®（坐剤）50 mg を処方しました．

痛みは坐剤にて軽減しますが，ボルタレン®を1日量にして300 mg使っています．

Q 何が問題でしょうか？

A アセトアミノフェンを中止して（弱）オピオイドに変更するのではなく，併用しましょう．そしてオピオイドでレスキューします．疼痛が軽減するまでオピオイドを増量しましょう．この症例ではNSAIDsで痛みをコントロールしているのでボルタレン®が過量となっており，危険な状況です．

この症例では，オピオイドローテーション時のオキシコンチン®の量が少ないので，痛みが軽減していません．アセトアミノフェンに加えてオキシコンチン® 20 mg/日，およびオプソ® 5 mgまたはオキノーム® 2.5 mgあるいは5 mgをレスキューとして処方を開始し，十分レスキューすべきでしょう．あるいは，最初からアセトアミノフェンにトラマドールを併用し，さらにトラマドールでレスキューしてトラマドールが400 mg/日を超えるようであればオキシコンチン® 40 mg/日に変更，レスキューとしてオキノーム® 5～10 mgを使用してもよいでしょう．

【注意点】
・NSAIDsとオピオイドは併用する
・レスキューはオピオイドを使用する
・NSAIDsは最大投与量あり
・オピオイドローテーションする場合は適正量で行う

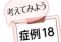

症例18 よくある間違った管理〜レスキューに使用するオピオイドは？

肺がんの胸膜転移の疼痛にてアセトアミノフェン1,500 mg/日，ペンタジン® 3錠/日を処方しています．患者さんは薬を服用後も疼痛が増強したので，レスキューとしてレペタン®坐剤0.2 mgを処方しました．しかし，痛みは増強したため，レスキューをMSコンチン® 10 mgに変更しましたが軽快せず，ペンタジン® 30 mgを筋注しました．

Q 何が問題でしょうか？

A 問題は4つあります．

①アセトアミノフェンの量が少なく（1日最大投与量は4,000 mg）増量を勧めます．②ペンタジン®とレペタン®の併用は薬理学上望ましくありません．モルヒネとレペタン®の併用も問題があります．③MSコンチン®は効果発現に時間がかかるためレスキューには使用しません．④一般に，がん性疼痛にはペンタジン®の筋注は不適切ですし，モルヒネとの同時投与をしてはいけません．ペンタジン®による管理は難しいので，医療用麻薬かトラマドールに変更して，それに見合った薬剤によるレスキューを行う方が望ましいでしょう．

【注意点】
- がん性疼痛にはペンタジン®の筋注は不適当
- 拮抗性オピオイドと他のオピオイドの併用は避ける
- MSコンチン®はレスキューに使用しない
- レスキューは即効性のオピオイドで行う

よくある間違った管理～誤解が招く悲劇

乳がんの胸膜転移の疼痛にてロキソニン®1回1錠 1日3回，オキシコンチン®20 mg/日の処方により患者さんの疼痛は軽減しました．患者さんは麻薬の使用を減らし，疼痛を我慢すると病気がよくなると思っていたので，疼痛が我慢できる限りはオキシコンチン®を服用しませんでした．

しかし，痛みが増強したため，主治医に麻薬以外の鎮痛薬を望みました．主治医は患者さんにペンタジン®30 mgを筋注しました．

Q 何が問題でしょうか？

A 医療用麻薬を適正に使用すれば安全で効果的です．痛みを我慢させるメリットはありません．患者さんに医療用麻薬に対する十分な説明とレスキューや増減量に対する教育を行いましょう．レスキューにはオキノーム®やオキファスト®注を使用し，オキシコンチン®の適量投与を行いましょう．

また，ペンタジン®とオキシコンチン®の併用は問題があります．がん性疼痛にはペンタジン®の筋注は不適当です．

【注意点】

- 生命予後は麻薬の使用と関係しない．疼痛管理はQOLを向上する
- 痛みを我慢するデメリットを説明する

症例20　よくある間違った管理〜事故？ それとも…

患者は食道がん術後再発のため全身の疼痛を訴えていた70歳男性．主治医は家族の希望により，医療用麻薬の使用について説明をせず『よく効く痛み止め』として，モルペス® 60 mg/日，ナイキサン® 1回2錠 1日2回（400 mg/日）を処方しました．疼痛のコントロールは良好でした．

友人が腰痛で苦しんでいるのを知り，患者はよく効く痛み止めとして，モルペス® 30 mg包を譲渡しました．服用後，友人は2日間，傾眠のため臥床しました．

Q 何が問題でしょうか？

A 麻薬であることを患者さんに知らせないことに問題があります．

モルペス®はモルヒネ製剤です．このような事故が起こらないように，オピオイドを使用する際は必ず説明を行いましょう．副作用対策の点からも，使用する薬剤の告知は不可欠です．

【注意点】
- オピオイドの譲渡は絶対させない（もちろん他の薬剤も譲渡してはいけない）
- **オピオイドの告知は不可欠**
- 家族の意向も大事であるが流されないように

症例21　よくある間違った管理〜動かなければ痛くない??

乳がん術後再発の疼痛はオキシコンチン® 60 mg/日，ハイペン® 1回1錠 1日2回（400 mg/日）の処方にてコントロールは良好でした．

しかし突然，腰痛が強くなり，オキシコンチン® 80 mg/日に増量しました．それでも疼痛が軽減しないので，主治医はオキシコンチン®は効果なしと考え，オキシコンチン® 60 mg/日，ハイペン® 1回1錠 1日2回

（400 mg/日）に戻し，レスキューとしてボルタレン®サポ®（坐剤）50 mgを使用しました．

疼痛の原因は腰椎の多発骨転移でした．動かなければ疼痛は増強しなかったので終日臥床としました．

Q これでよいのでしょうか？

A 疼痛が軽減しないのは，オキシコンチン®が効かないのではなく，オピオイド量が不足しているから効果がないのです．オキノーム®やオプソ®でレスキューを十分に行い，オキシコチン®を増量しましょう．

骨転移には放射線治療，整形外科的治療，ビスホスフォネート，ランマーク®やステロイドなどを考慮し，患者さんの生命予後だけでなくQOLを考えて疼痛のコントロールを行いましょう．

NSAIDsは最大投与量があります．定時的に投与し，レスキューは即効性のオピオイドで行いましょう．

【注意点】
・疼痛のアセスメントを正確に
・疼痛の管理は鎮痛薬のみではない
・**レスキューは即効性のオピオイドで行う**

症例22 よくある間違った管理〜副作用が心配？

肺がんにて胸水貯留，呼吸困難があり，疼痛はボルタレン®サポ®（坐剤）50 mg 1日3回でコントロールできませんでした．呼吸苦が強いものの，モルヒネは呼吸抑制が心配なので使用しませんでした．家族が点滴を希望したので，乳酸リンゲル液 2,000 mLを投与しました．

Q この症例に対するケアは？

A 胸水による呼吸困難に対しては胸水穿刺か胸腔ドレナージを勧めます．呼吸苦にはモルヒネが効果があります．モルヒネの開始と利尿薬を考慮すべきでしょう．

点滴は胸水を悪化させます．とくにナトリウムの多いリンゲル液は勧

められません．2,000 mLの輸液はこのような症例には過量と思われます．

【注意点】
・原因除去を第一に行う
・呼吸困難感にはモルヒネが効果あり
・輸液は場合によって症状を悪化させる

症例23 よくある間違った管理～パッチは簡単？

膵臓がんの末期，腹痛に対してデュロテップ®MTパッチ4.2 mgで疼痛管理されていました．

最近，疼痛が増強したため，デュロテップ®MTパッチ4.2 mgを2枚に増量しましたが，傾眠となりました．主治医は過量と考え，パッチをはさみで半分に切り，計1.5枚を皮膚に貼りました．

Q 何が問題でしょうか？

A この症例のようにレスキューをしないで，デュロテップ®MTパッチなどのフェンタニルパッチやテープを安易に1枚から2枚に増量すると過量になり危険です．

必ず即効性のオピオイドでレスキューし，その量を考えてパッチやテープの増量を行います．デュロテップ®などのパッチ類をはさみで切って使用してはいけません．

痛みのコントロールとしてフェンタニルパッチのみで疼痛管理することは困難です．必ずレスキューとして即効性オピオイドを併用しましょう．

製薬会社のデュロテップ®MTパッチの添付文書による換算法は，モルヒネからパッチに変更する一方通行の安全性を考えて記載されています．通常，この換算ではレスキューを要します．添付文書での逆の換算（パッチからモルヒネへの変更）では過量となり危険です．注意しましょう．

フェンタニルパッチやテープは2015年現在6種類あります．デュロテップ®MTパッチは72時間ごとに交換しワンデュロ®パッチとフェ

ントス®テープは24時間ごとに交換します．これらの1日放出量と各々の表示単位は一致しないので注意してください．経皮吸収なので血中濃度の個人差が大きく，意外とコントロールの難しい薬です．安易な使用は危険です．またオピオイドローテーション時，半減期が長くパッチをはずしてもしばらく効果があります．オピオイド変更時の投与プログラムとレスキューのオーダーが不可欠です．

【注意点】
- フェンタニルパッチやテープは便利であるが，使用方法は独特なので精通すること
- フェンタニルパッチやテープの使用時はレスキューとしてモルヒネやオキシコドン，あるいはフェンタニル注が不可欠である
- オピオイドローテーション時は経皮吸収や残存量をふまえて投与プログラムを考慮すること
- フェンタニルパッチやテープは製品名および規格の表示が独特なので，添付文書を十分読んで使用すること．パッチやテープ以外のフェンタニルの新しい製剤を使用するときも必ず添付文書を確認する
- パッチやテープは安全で湿布薬と同じように思っている患者や家族がいるので，十分に説明を行い事故が起こらないようにすること

症例24 よくある間違った管理〜オピオイドの減量も忘れずに！

患者は肺がんの骨転移にてオキシコンチン® 80 mg/日を処方されていました．放射線治療の開始後，疼痛は軽減していましたが，主治医はオピオイドの減量を忘れていました．看護師から患者さんの意識状態がもうろうで呼吸数が5回/分との報告がありました．主治医はオキシコンチン®の過量と考えナロキソンを1アンプル静注しました．患者さんは突然，起きだし「痛い，痛い」と暴れだしました．

Q 何が問題でしょうか？

A 放射線治療や神経ブロックのあとは，疼痛が軽減するのでオピオイドが過量となることがあります．症状にあわせて減量します．このような場合は，オピオイドを急に中止せず漸減しましょう．

オピオイドが過量かどうかの判断は呼吸数が重要ですが，睡眠中には呼吸数が低下することは多く，臨床所見が問題なければ様子をみてもよいでしょう．**ナロキソンで拮抗する場合は少量ずつ投与し，呼吸数が回復したら投与をやめます．**ナロキソンは半減期が短いので，徐放剤やデュロテップ®MTパッチでは回復後も十分な観察と，場合によってはナロキソンの再投与が必要です．しかし本症例のように痛みが生じるまで拮抗してはいけません．

【注意点】
ナロキソンの使用法：ナロキソン1アンプルを10倍希釈し10 mLとし，1 mL（0.1アンプル）を静注し，呼吸数を10回/分以上に維持する．オピオイドの効果が減じ，意識がはっきりするまで経過観察．

症例25 よくある間違った管理〜投与は無駄？

直腸がん術後再発の患者さんで，臀部痛に対してオキシコンチン® 20 mg/日およびモービック®（5 mg錠）3錠1日1回（15 mg/日）が処方されていました．看護師からオキシコンチン®がそのまま便に出ているとの報告がありました．主治医は薬が吸収されずに排出されているのであれば，投与は無駄と考えオキシコンチン®を中止しました．

Q 本当に吸収されていないのでしょうか？

A オキシコンチン®やタペンタ®錠は，ゴーストピルといって，吸収されていても便に錠剤が出てきます．効果がないと考えて，投薬の中止をしてはいけません．

【注意点】
・ゴーストピルにだまされるな
・安易なオピオイドの中止は，激痛の出現や退薬症候の危険あり

症例26 よくある間違った管理〜お金のことも忘れずに！

【乳がん局所再発の骨転移の患者Aさんとの外来診察終了時の会話】
患者Aさん「先生のおかげで痛みは良くなったんですが，薬局での会計

が大変で…」
医師「高い薬がでていますからね…でも高額療養費制度である額以上は負担しないのでは」
患者Aさん「そうなんですが，いったん（薬局で）支払いをしなければならないので…仕事もやめてすこし大変なので…先生にこんなことを言ってもしかたないことですけど」と苦笑いしながら退室した．その数分後，事務部長が入ってきた．
事務部長「先生，診察は終わりましたか？もしよろしければ，少しお話を」
医師「はい．何でしょうか」
事務部長「申し上げにくいことですが，入院患者さんの薬剤費のことです．ご存知のように当院はマルメ（包括医療）なので…病院が赤字になっている（先生が主治医の）患者さんが少し多いので…そのへんを考えていただいて処方をお願いします」
医師「わかっていますよ．しかし必要な薬は処方するしかないし…」
事務部長「もちろん，そのへんは理解しております．しかし少し工夫していただければとお願いにあがったわけです」

　事務部長は丁寧に礼をして去っていった．医師は強い疲労感とともに暗い表情になった．

Q 患者さんの医療費負担や病院経営を考えた医療は正しいのでしょうか？

A 正しいかどうかはいえませんが，医学と医療は違うものです．

　日本をはじめ多くの国では社会保障として老齢・病気・失業・障害などに国家が関与し，貧困対策や生活・社会の安定のための政策として医療の保障や社会サービスを給付しています．その基盤はもっぱら税金によって存続できています．医療は自由な経済行為ではなく，所得移転，つまり税金や社会保険からの支払と自己負担から成り立っているのです．そして政策（政治的なルール）によって大きく変化するシステムになっています．

　多くの場合，医療者はそのルールに従って働かざるをえないのです．しかし，多くの医療系の学校では精神論（お金よりも患者）が中心で実際の医療（医療資源の有効利用や適切な医療経済）が教育されていま

せん．また，政治家は目先の選挙を考えた政策に走り，これからの高齢化，人口減少そして社会福祉の危機をふまえた永続的な医療の運営をはかる（医療崩壊を阻止する）ための動きは鈍いのが現状です．マクロの視点から，2030年までは患者さんだけでなく，医療者や国民にとっても痛みを伴うルール変更が続いていくと予想されます．

◆　　　◆　　　◆

レジノ「ゴーストピルってすごいですね」

沢村「何がすごいの？」

レジノ「何って，看護師さんが便に薬が残っているのを発見するなんて（症例25を参照）」

沢村「そんなことに感心せずに勉強してよ」

レジノ「はい．今まで薬のことを知らず，なんとなく使っていました．痛みのコントロールって奥が深いんですね．それに患者さんの負担（金）や病院経営のことも考えないといけないんですね」

沢村「そうだよ．薬効や使い方だけでなく医療経済もプライマリケアとして知っておかないとダメだよ」

レジノ「オピオイドの使い方ですが，僕の指導医の古居先生は，痛けりゃ麻薬をトコトン増やすのがコツって言っておられましたが？」

沢村「90年代はそのように言う人もいたね．しかしオピオイドが効きにくい痛みがあり，この痛みに対しては鎮痛補助薬を使用するんだ．次回のレッスンは鎮痛補助薬について話そう」

まとめ

- 痛みの「アセスメント」「マネジメント」を正確に
- 間違った疼痛管理の事例も知っておく
- 経済性も考え処方する

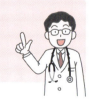

Part2 ●疼痛薬の使い方

Lesson 8 オピオイドが効きにくい場合の鎮痛補助薬ってなに？

がん性疼痛の多くはNSAIDsとオピオイドによりコントロールできますがどうしても痛みがとれない疼痛もあります．今回は，鎮痛補助薬のレッスンです．

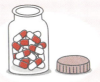

 「僕の指導医の古居先生は『麻薬が効果なければ最期』と言っておられましたが？」

 「麻薬が効かなくても最期じゃないんだ．ただオピオイドが効きにくい痛みがあるので，そのような疼痛に対する管理，つまり鎮痛補助薬について今回は話そう」

レジノ 「古居先生の話では『麻薬が効かなかった痛みなので，試しにアナフラニール®を点滴したら，患者さんに狐がついて暴れて困ったし，神経障害性疼痛にテグレトール®1日量3錠を処方したら，患者さんの痛みは止まったが脱力感と眠気が強くてフラフラして危ないと家族と本人から苦情を言われた』と言っていましたが？」

沢村 「狐がついたのというのは，アナフラニール®によるせん妄か，見当識障害だね．それからテグレトール®はコントロールが難しいので，過量で強い脱力感を訴えるね．どちらにしても薬が悪いのではなく，適切な量を投与されていないことが問題なんだよ．新しい薬が使えるようになっているので，その知識も必要だよ」

レジノ 「そうですか，鎮痛補助薬って怪しい薬かと思っていました」

沢村 「古居先生のように狐につままれないように，鎮痛補助薬の正しい使い方のレッスンを始めよう」

1 オピオイドの効きにくい痛みと鎮痛補助薬

1 オピオイドの効きにくい痛み

　薬剤による痛みのコントロールでは，その疼痛の原因によって効果の高い薬と効きにくい薬があります．例えば，骨転移痛にはNSAIDs（non-steroidal anti-inflammatory drugs：非ステロイド性抗炎症薬）が効果があります．膀胱炎の痛みにはNSAIDsと抗ムスカリン薬が有効です．このようにすべての痛みに対してオピオイドが効果的に作用するとはいえません．

　オピオイドの増量で傾眠や眠気があるにもかかわらず痛みが強い場合は，オピオイドが効きにくい疼痛です．とくに臨床上問題となるのは骨転移痛，消化管閉塞の痛み，筋痙攣の痛み，そして神経障害性（神経因性）疼痛で，これらはオピオイドのみでコントロールすることが難しい痛みです．

● 骨転移痛

　体動にて増悪します．日常生活が制限されQOLは低下します．

　骨転移の疼痛にはNSAIDsが効果的ですが最大投与量があります．この場合，NSAIDsを定時的に投与しオピオイドを追加します．

　患者さんの生命予後やQOLを考えて，放射線治療，整形外科的治療，ビスホスフォネート，抗RANKLモノクローナル抗体，ステロイド，場合によっては抗がん剤なども考慮し，治療方針を立てます．

　　ビスホスフォネート（パミドロン酸：アレディア®）：乳がんの骨転移－90 mgを4時間かけて点滴静注（4週間隔），ゾメタ® 多発性骨髄腫・固形がんの骨転移－4 mg 15分かけて点滴静注（3〜4週間隔）

　　　注）高カルシウム血症に使用するときとは用量・用法が異なる

　　抗RANKLモノクローナル抗体（デノスマブ：ランマーク®）：多発性骨髄腫・固形がんの骨転移－120 mg皮下注（4週間隔）

　　　注）副作用として低カルシウム血症と顎骨壊死に注意すること

● 消化管閉塞の痛み

　手術不可能な消化管閉塞では，イレウス症状を伴いオピオイドのみでは鎮痛が難しいでしょう．

　良性のイレウス（癒着性イレウスや糞便性イレウスなど）では十分な輸液と減圧術により症状が軽減し治癒することもあります．しかし悪性疾患

の増悪がイレウスの原因である場合，バイパスなどの姑息手術が不可であれば，過剰な輸液は症状を悪化させ長期間の胃管留置が必要となります．このような末期がんのイレウスに対しては，輸液を減らし抗コリン薬，オクトレオチド（ソマトスタチン），ステロイドにより，痛みは軽減し経鼻胃管の必要性も減少するためQOLを向上させます．

イレウスの的確な診断は外科医にとっても難しいので，急変した症例では必ず経験豊かな外科医に相談しましょう．

ソマトスタチンアナログ（オクトレオチド：サンドスタチン®）：がんによる消化管閉塞 – 300 μg/日　持続皮下注

● 筋痙攣の痛み

原因に対する治療，例えば水分の急激な喪失に対しては電解質バランスの補正を行い，薬に誘発されたものであれば投薬を中止しましょう．筋肉の攣縮による有痛性筋攣縮や骨格筋が持続性に収縮する痙縮にはオピオイドは効果がなく，ジアゼパム（セルシン®），バクロフェン（ギャバロン®）やダントロレン（ダントリウム®）が効果があります．軽症例では芍薬甘草湯が保険適用であり使いやすいでしょう．中等度であればエチゾラム（デパス®），クロナゼパム（リボトリール®）も使用されます．

● 神経障害性（神経因性）疼痛

神経の浸潤や圧迫による痛みは，オピオイドとNSAIDsの併用によってもコントロールすることが難しい痛みです．「しびれて痛む」「焼けつくような痛み」「締めつけられるような痛み」などの異常感覚を伴う持続する痛みや「電気が走るような痛み」「刺すような痛み」「鋭い痛み」などの発作性の痛みがあります．鎮痛補助薬が併用されます．

2　鎮痛補助薬の定義と種類

狭義：オピオイドとNSAIDsの併用によってもコントロールしにくい疼痛に用いる薬剤で，鎮痛を目的にします．
広義：狭義に加えて制吐薬や下剤などを含めて鎮痛補助薬という場合もありますが，一般には狭義で使われることが多いです．

◆ 神経障害性（神経因性）疼痛に用いる薬剤（表）

● 抗うつ薬

①三環系抗うつ薬は**神経障害性疼痛の治療**にエビデンスがある薬剤です．安価で副作用は強いのですが使用法は周知されています．適用外使用ですが最初から使用してもよい薬剤です．**「しびれて痛む」「焼けつくような痛み」「締めつけられるような痛み」などの異常感覚を伴う持続する痛み**に有効です．

(i) アミトリプチリン（トリプタノール®）
- 10 mg眠前投与から開始．効果と副作用をみながら数日ごとに増量
- 鎮痛効果が強いので第一選択に使用．副作用として眠気や口渇，排尿障害，便秘があり，増量が難しいことも少なくない

(ii) イミプラミン（トフラニール®）
- 抑うつ状態の患者に有効．アミトリプチリンに比べ眠気が少ないので，筆者は外来の患者さんに使用

(iii) クロミプラミン（アナフラニール®）
- 非経口投与が必要な患者では注射薬を使用．少量から開始

表 神経障害性疼痛によく用いる鎮痛補助薬

	薬品名	適応	処方（開始時）	副作用
抗うつ薬	・アミトリプチリン（トリプタノール®）	異常感を伴う持続痛, 頑固な慢性疼痛	10 mg眠前投与から開始	眠気・口渇・便秘・排尿障害
	・デュロキセチン（サインバルタ®） ・ミルナシプラン（トレドミン®）		少量を食後投与から開始	胃腸障害・不眠・高血圧・尿閉
抗痙攣薬	・プレガバリン（リリカ®）	電気が走る, つき刺す, 鋭いなどの発作性の痛み	1回75 mg1日2回から開始	めまい・傾眠・眼障害
	・バルプロ酸（デパケン®）		200〜400 mg/日から開始	肝障害に注意
	・カルバマゼピン（テグレトール®）		眠前100 mgから開始	AVブロック・除脈・血液障害
抗不整脈薬	・メキシレチン（メキシチール®）	持続的な異常感覚痛や電撃痛，神経根症状	150 mg/日から開始	消化器症状
	・リドカイン（キシロカイン®）		抗不整脈に使用する量を持続静・皮下注	安全域がせまい過量による副作用に注意
ステロイド	・ベタメタゾン ・デキサメタゾン	神経障害性疼痛だけでなく幅広く効果	1回0.5〜2 mg朝・昼投与から開始	消化性潰瘍・せん妄・抑うつ

②四環系抗うつ薬では，ミアンセリン（テトラミド®）が適用外使用ですがせん妄に使われるのみです．

③SSRI（selective serotonin reuptake inhibitor：選択的セロトニン再取り込み阻害薬）はうつ病以外にパニック障害・社会不安障害・心的外傷後ストレス障害（PTSD）に適用があり，副作用は少なく一般診療で多用されています．神経障害性疼痛にも効果はありますが，高価なので三環系抗うつ薬が副作用で使えない場合に使用しています．パロキセチン（パキシル®）が有名です．エスシタロプラム（レクサプロ®），セルトラリン（ジェイゾロフト®），フルボキサミン（ルボックス®）などがあり線維筋痛症に適用外使用されています．

④SNRI（serotonin noradrenaline reuptake inhibitor：セロトニン・ノルアドレナリン再取り込み阻害薬）はセロトニンとノルアドレナリンに作用し意欲の向上に関与します．下行性疼痛路にも作用するので慢性疼痛に効果があり，デュロキセチン（サインバルタ®）は糖尿病性神経障害の疼痛に適用があります．ミルナシプラン（トレドミン®）とともにがん性疼痛には適用外使用です．副作用は頻脈・高血圧・尿閉です．

⑤NaSSA（noradrenergic and specific serotonergic antidepressant：ノルアドレナリン作動性・特異的セロトニン作動性抗うつ薬）は使用されることは少ないようです．

その他にスルピリド（ドグマチール®）がありますが不定愁訴や食欲不振に使用されます．

● **抗痙攣薬**

非がん性の神経障害性疼痛にはファーストチョイスとして使用されます．**「電気が走るような痛み」「刺すような痛み」「鋭い痛み」の発作性の痛み**に有効です．適用があるのはプレガバリンで，第一選択薬なので使いなれてほしい薬です．

(i) プレガバリン（リリカ®）とガバペンチン（ガバペン®）
- GABA誘導体の新しいタイプの抗痙攣薬で，ガバペンチンはてんかんにのみ適用
- プレガバリンは神経障害性疼痛の第一選択薬で，初期量1回75 mg 1日2回，その後1週間以上かけて1日300 mgまで増やし最大1日600 mgを超えない．投与中止時は1週間以上かけて減量して中止

- 腎不全にはクレアチニンクリアランスに応じた1日量を投与（ガバペンチンも同じ）
- 副作用はめまい・視力障害・傾眠があり，とくに高齢者では転倒に注意

(ii) カルバマゼピン（テグレトール®）
- 病態にかかわらず**神経障害性疼痛の電撃痛**に効果あり
- 三叉神経痛で保険適用があるが帯状疱疹後神経痛やがん性疼痛には適用外使用
- 患者さんによっては脱力感や眠気が強く出るので，眠前に100 mgから開始．様子をみながら100 mgずつ増量
- 重篤な血液障害，第2度以上のAVブロック，高度の徐脈には禁忌．最大投与量は1,200 mg/日
- 使いにくい薬であるが安価で効果大

(iii) クロナゼパム（リボトリール®，ランドセン®）
- オピオイドによるミオクローヌスにも有効
- 0.5 mg眠前投与で開始し，少しずつ増量．1日3回まで増量
- むずむず脚症候群（レストレスレッグス症候群）に効果あり

(iv) バルプロ酸ナトリウム（デパケン®）
- 鎮静作用が弱く初心者には使いやすい（全般発作の第一選択薬なので熟知されている）
- 徐放剤もあり200〜400 mg/日から開始．1,200 mg/日まで増量
- 糸球体濾過量（GFR）に関係しないので腎不全でも同量
- 重篤な肝障害には禁忌

(v) フェニトイン（アレビアチン®）
- 経口だけでなく静注薬があるので，経口投与できない症例に対しては静脈内投与する
- 皮下注はできない
- 安価であるが使用頻度は少ない

◉ **抗不整脈薬**

膜安定化薬として作用し末梢神経の興奮抑制によって疼痛を軽減します．**持続的な異常感覚痛や電撃痛ともに効果を示します**．

(i) リドカイン（キシロカイン®）
- 抗不整脈に使用する量を皮下注，あるいは点滴静注
- 難治性の痛みに対してオピオイドと併用することで効果を上げる場

　　　　合あり
- 神経根症状にも有効
- リドカインテストとして静注用2％リドカインをゆっくり静注し痛みが軽減するかどうかを確認する方法もあるが，無効であっても持続皮下注や持続静注では効果を上げる場合あり
- GFRに関与しないので腎不全患者に使用可

(ii) メキシレチン（メキシチール®）
- 経口薬のみ糖尿病性神経障害に適用あり
- 経口投与では150 mg/日から開始し5～10 mg/kg/日を投与
- 透析患者では2/3に減量
- 副作用として消化器症状あり

● NMDA (N-methyl-D-aspartic acid) 受容体拮抗薬
(i) ケタミン（ケタラール®）
- 麻酔で使用する量よりも少ない量を持続静注あるいは皮下注
- 50～100 mg/日で静注あるいは皮下注で開始．100～200 mg/日の投与を行う．皮下注では刺入部の硬結に注意
- 増量により精神症状が出る場合は向精神薬を併用して使用
- 経口投与も可能であるが静注量と効果が一致しないので注意
- 他の薬剤でコントロールできない疼痛に有用な薬
- 経口薬（非合法）が巷で乱用され，オピオイドでないが麻薬に指定されたので取り扱いには注意を要す

(ii) イフェンプロジル（セロクラール®）
- 適用外使用で慢性疼痛に使用
- 副作用は少ない．経口投与できる．1回20 mg 1日3回投与

● ステロイド

コルチコステロイドは腫瘍による**頭蓋内圧亢進，脊髄神経圧迫，骨転移，腫瘍周囲の浸潤・浮腫・炎症による疼痛**に効果があります．ベタメタゾンとデキサメタゾンを使用することが多いです．

- 1～2 mg/日，朝1回投与で開始．用量が多い場合は朝，昼の1日2回
- 脊髄圧迫，脳浮腫や上大静脈症候群では4～8 mg/日，分割投与から開始
- 経口と注射で量は同じ
- 悪液質のがん患者さんには意外と副作用が多くない．症状緩和の必

要があれば積極的に使用
- 消化性潰瘍の予防にプロトンポンプ阻害薬やH2受容体拮抗薬を併用
- せん妄の原因になることがあるので注意

蛇足の話　ステロイドを使えるようになれば一人前の医者

今も昔もステロイドを上手に使える医師は名医です．感染が怖いから使用しないとか，消化性潰瘍で出血したら嫌なので使わないという医師も少なからず存在します．しかし一人前の医者になるために，ぜひステロイドの上手な使い方を習得して名医になってください．

鎮痛補助薬の実際

神経障害性疼痛に対してはまず疼痛の性状を考え，抗うつ薬か抗痙攣薬を選択します．しかし投与後は効果を判定し，不必要な投薬がないように注意しましょう（図）．

注意点

- がん性疼痛の管理はNSAIDsとオピオイドの併用が基本
- 最初から鎮痛補助薬を常用しない
- 鎮痛補助薬は少量から使用し，効果と副作用を注意深く観察
- 個人差が大きいので，症例から学ぶ姿勢が重要
- 薬によっては効果発現に時間がかかるので留意する

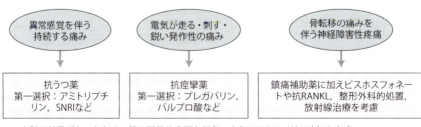

*上記で効果がないときは，薬の増量や変更を行う．さらにステロイドの追加を考慮
**上記をすべて行っても疼痛がコントロールできない場合は抗不整脈（リドカイン）やNMDA受容体拮抗薬（ケタミン）持続投与あるいは神経ブロックを考慮する．あるいはオピオイドをメサドンに変更する

図　神経障害性疼痛に用いる鎮痛補助薬の選択

- 効果がなければ中止し，薬剤を変更
- 保険適用外使用が多いので，その旨を患者や家族に十分説明する

鎮痛補助薬をいつ使う？

がん性疼痛が神経障害性と考えられる場合，早い時期からオピオイドとNSAIDsに鎮痛補助薬を併用するのか？ あるいはNSAIDsとオピオイドを十分に投与してから併用するのか？ 迷うところです．

筆者は，モルヒネに極量があり，かつ麻薬が使用しづらかった時代，早期にオピオイドとNSAIDsに鎮痛補助薬を併用していました．痛みは軽減しますがスッキリ感がなく傾眠や脱力感を訴える患者さんが多かったです．その後，モルヒネに極量の設定がなくなってから，NSAIDsとオピオイドを十分に使用してから鎮痛補助薬を使用するようになり，スッキリした徐痛が可能になりました．このような経験から，NSAIDsとオピオイドを十分に投与してから鎮痛補助薬を使用することを勧めています．

「極量」が薬剤師の世界からなくなった話

「極量とは過量の薬物による危険を防止するために，個々の薬物について公定書で定められた量で医師が極量を超えて処方する場合は，『注意標！』を付ける」と筆者は思っていました．最近，院内の若い薬剤師が「極量」という言葉を知らなかったので唖然としました．薬学の世界では，「極量」という言葉を使用しなくなり「最大投与量」に変わったからでした．

最近の医療界は，安易にコロコロと専門用語を変更しています．私見では学術語の変更は，真理が変わったときぐらいにしてほしいと思っています．新しいことを覚えにくいので，痴呆が心配になっている筆者の僻みでしょうか？

（レジノ研修医から「先生，『痴呆』じゃなく『認知症』です」とツッコミが入りました）

2 現場での対応―薬は多いが役に立たず　　初級編

症例27　薬ばかりが多くコントロールできていない例

患者さんは右肺尖部の肺がん（パンコースト腫瘍）にて入院し放射線化学療法中でしたが，焼けつくようなしびれた痛みが続きコントロールは不良でした．処方はオキシコンチン®（5 mg錠）12錠／日，デパケン®（100

mg錠）1日3回，メキシチール®（50 mgカプセル）1日3回，セロクラール®（10 mg錠）1日3回，酸化マグネシウム1日3回，ノバミン®（5 mg錠）1日3回でした．この処方は3週間前より変更されていません．

Q1 何が問題でしょうか？

A NSAIDsあるいはアセトアミノフェンが併用されておらず，薬の数が多すぎです．

- 1日24錠と3包の薬を服用するのは大変．オキシコンチン®は容量が違っても錠剤の大きさは変わらない．20 mg錠であれば1日3錠になる
- 比較的安全に使用できる鎮痛補助薬を多数併用しているが，その効果は評価されていない
- 持続性の焼けつくようなしびれた痛みには抗うつ薬が効果あり．まず試みること
- 悪心予防のノバミン®は3週間経過しているので必要ないかもしれない
- 痛みがコントロールされていないのに3週間も放置している

結局，この症例に対して，オキシコンチン®（20 mg錠）3錠/日，トリプタノール® 25 mg錠 眠前1回，セレコックス® 200 mg錠 1日2回，酸化マグネシウム 1.0 g 1日3回処方することで痛みは軽減しました．1日に服薬する錠剤数は6錠と3包になりました．進行したがんの患者さんにとって，薬を服用すること自体が苦痛であることも少なくありません．使用する薬の種類と剤型を考慮し，必要で十分な処方を行うよう心がけましょう．

3 現場での対応―固定観念はケガのもと　中級編

症例28　痛みの本当の要因がわかりにくい例

　38歳，子宮がん術後再発のMさん．脊椎および骨盤の骨転移および頸部リンパ節転移があり3カ月前に化学療法を終了しました．疼痛はフェントス®テープ1日1回，ロキソニン®1日3回，にてコントロール良好でした．1カ月前に，配偶者との離婚問題が起き，不定愁訴を訴えるようになりました．昨日より疼痛が増強し，不穏状態になり緊急入院しました．

婦人科医師「がんは化学療法でコントロールされており，CTでも以前と変わらず腫瘍は増大していません」

オンコロジーナース「1週間前に外来受診されたとき，ご主人との離婚問題で悩んで泣いていましたから，精神的なものが考えられます．精神的なサポートが一番大事です」

Q あなたはこの症例についてどのようにしますか？

①オンコロジーナースの言う通りなので，看護師にまかせる
②オピオイドローテーションして様子をみる
③神経障害性疼痛と考え抗痙攣薬リリカ®を追加投与
④生化学の血液検査をする

A ④をやってみました．

・血液の生化学検査
TP 6.2 g/dL，アルブミン（Alb）2.8 g/dL，Na 132 mEq/L，K 4.0 mEq/L，Cl 90 mEq/L，Ca 14.2 mg/dL

・カルシウムの補正
Ca補正値＝Ca測定値（mg/dL）＋ {4 − Alb（g/dL）} × 1 mg/dL（g/dL）で計算すると血中カルシウムは15.4 mg/dL

・Cl 90 mEq/Lと低値
がんが原因の高カルシウム血症ではCl値は98 mEq/L以下で，副甲状腺機能亢進では103 mEq/L以上

血液検査結果より悪性腫瘍による高カルシウム血症と考えられます．

最近の不定愁訴や昨日からの疼痛増強と不穏状態は，高カルシウム血症による症状と考えられます．

この症例では，生食の大量輸液を行うとともにエルシトニン®やビスホスフォネート（アレディア®）点滴静注による治療を行いました．患者さんの疼痛は軽快し，不穏状態もなくなりました．

離婚問題＝精神的痛み，脊椎転移＝神経障害性疼痛と固定観念で考えてはいけません．疼痛の急性増悪の原因に高カルシウム血症があることも忘れないようにしましょう．

なお，悪性腫瘍による高カルシウム血症には上記以外にゾメタ®点滴静注，ランマーク®やステロイドも効果があります．

4 現場での対応
―素人がマネをすると少し危険なプロの疼痛管理 【上級編】

参考までに，疼痛管理のプロが行ったケースを1つ紹介しましょう．

激痛で来院した膵臓がん患者のHさんに，主治医はまずアセトアミノフェン1,500 mg/日処方しましたが，痛みは治まりませんでした．「どうにかしろ」と患者さんの家族から主治医は強く責められ，がん疼痛のプロを紹介しました．

プロはまずアセトアミノフェンを追加投与するとともに，点滴ルートを確保しました．患者さんの状態を把握しながらモルヒネを静脈投与し，適切な1日量を決定しました．オピオイドを経口に変更し，結局翌日の処方はオキシコドン（オキシコンチン®）60 mg/日，アセトアミノフェン3,600 mg/日となり，痛みは激減したのです．しかし持続性の焼けつくような痛みが残ったのでアミトリプチリン10 mg眠前が追加処方され少しずつ増量されました．1週後に疼痛は軽減し，患者さんは笑顔で退院したということです．

この疼痛管理におけるポイントは，患者さんの疼痛をコントロールする最適なオピオイド量を最短で決定したことです．必ずしも一朝一夕に身につく技術ではありませんね．とくにモルヒネの急速静注は呼吸抑制がありますので素人がマネをすると危険です．

蛇足の話　保険制度下の疼痛管理とその問題点

　日本の医療は，なんといっても健康保険制度の制約を受けます．アメリカの医療と根本的に違う土俵（世界的にみればアメリカの医療制度が飛び抜けて変わっているのだが）に立っています．現在の医療にはいろいろな矛盾があるし，今後も改善ないし改悪が続くであろうと思われます．このことを理解して医療を実践しなければならないのが現実なのです．

　保険適用があるがん性疼痛の鎮痛補助薬は少なく，大部分は適用外使用です．適用がある場合でも，製薬会社の添付文書による使用量，投与方法が適切とはいえないことが少なくありません．

　医学的に正しい薬剤投与であっても出来高制の診療報酬制度下では，保険外使用や過剰投与として査定されます．査定されると病院経営に影響するのは必至です．また，DPC（diagnosis procedure combination：診断群分類）による包括医療では薬代の方が収入より高くなり病院の収益減となるかもしれません．赤字経営下の病院では，適切な医療行為がなされない可能性が大きくなります（貧すれば鈍す）．だから病院経営の健全化が医療には必須なのですが，多くの医療機関で経営状態が厳しいのが現状かもしれません．

◆　　　◆　　　◆

レジノ「今回のレッスンは薬理学の講義のようでした．少し消化不良ですが，なんとか理解できました．痛みのコントロールはこれで終了ですね」

沢村「いや，痛みのコントロールは薬だけじゃないんだ．薬が効きにくい痛みには神経ブロックや放射線治療そして場合によっては手術や抗がん剤も考えなくては」

レジノ「そこまで，するんですか？　それでは，緩和ではなくがんの治療そのものじゃないんですか？」

沢村「そうだね．このようながん治療を姑息的治療というんだ」

レジノ「姑息的って『やっても無駄』という意味でしょう？」

沢村「それは違うよ．姑息的治療というのは根治的じゃないけど，症状緩和を目的とした治療という意味だよ．君が思っている『姑息なやつ』というネガティブな意味じゃないんだ．それでは次回はがん性疼痛に対する鎮痛薬以外の治療と，症状緩和としての姑息的治療についてレッスンをしよう」

Lesson 8　オピオイドが効きにくい場合の鎮痛補助薬ってなに？

- 麻薬が効かなければ最期，は間違い
- 痛みに適した鎮痛補助薬を使おう

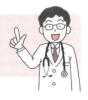

Part 3

諸症状への対応

Lesson 9	がんに対する姑息的治療ってなに？	110
Lesson 10	呼吸困難の症状緩和	123
Lesson 11	がん末期の腹水の管理	135
Lesson 12	がん患者の輸液や食事の話	139
Lesson 13	皮下注をやってみよう	149
Lesson 14	厄介なせん妄に対応する	155
Lesson 15	救急でがん患者さんに出会うとき	162

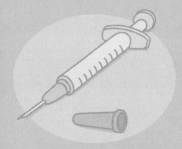

Part3 ●諸症状への対応

Lesson 9 がんに対する姑息的治療ってなに？

大学ではがんの根治的治療に重きをおいて教育しているようですが，臨床では緩和としての姑息的治療も重要です．今回は，知っておきたい姑息的治療について話します．

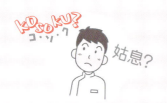

研修医レジノ「今回のレッスンはコ・ソ・ク（姑息）の話ですね」

沢村先生「そう，医学的な意味での姑息的治療の話だからね．もう一度，誤解がないように説明すると，**姑息的治療というのは根治的ではないが，症状緩和を目的とした立派な治療**なんだ．ネガティブな意味じゃなく，**患者さんのQOLを高めるために積極的な治療をすること**．例えば，薬が効きにくい痛みに神経ブロックや放射線治療を行ったり，消化管の閉塞で食事ができない患者さんにバイパス手術やステントを行ったりすることも指します．場合によっては抗がん剤の投与をすることもあるんだ」

レジノ「がん末期の人にもするんですか？」

沢村「そうだね．そのような場合は，姑息的治療が患者さんにメリットがあるかどうか，適切な判断をすることが最も大事になると思うよ」

レジノ「姑息的治療を行っても，結局は無駄だったということも？」

沢村「もちろんありうる．だから今回はがん性疼痛に対する薬物以外の治療や症状緩和としての姑息的治療について詳しく理解してほしいんだ」

1 姑息的治療のエビデンス

姑息的治療についてのエビデンスは多くありません．また個々の症例の

バリエーションが大きく，得られているエビデンスを個々の症例にあてはめられるかどうか悩むことも少なくありません．ですから，姑息的治療の適応については独断せず，経験豊かな医師が参加したカンファレンスなどで検討してから決定しましょう．標準治療はなく，すべての症例が応用問題なのです．

現実に姑息手術や神経ブロックを行う場合，その結果は術者の技量に負うところが多いので経験豊かな外科医やペインクリニック医に依頼しましょう．そうすればエビデンスで考えるよりも，良い結果になることが少なくありません．

2 神経ブロックについて

がん性疼痛コントロールのための神経ブロックに対する評価は，必ずしも確立されたものではありません．その評価は，施設によって温度差があります．神経ブロックの成果は，ブロックを行う術者の実力に負うところが多く，もし上手くいかないときは逆に患者さんを苦しめることも少なくないからです．ですから治療として標準化されていないのが実情です．しかし，オピオイドでコントロールできない症例に神経ブロックを行い，著効すると患者さんに感謝されることも少なくありません．

NSAIDsとオピオイドで効果がなく，鎮痛補助薬を追加しても効果がない場合や，鎮痛薬の副作用やアレルギーで十分な量の薬を処方できないときは，必ず神経ブロックの適応についてペインクリニック医に相談しましょう．

知っておきたい神経ブロックの知識

◆ 神経ブロックの目的
- 痛みの診断
- 疼痛伝導路の遮断
- 痛みの悪循環の遮断
- 血行改善による効果

● **診断的神経ブロック**

　局所麻酔薬による試験的なブロックで可逆的です．痛みの性状や領域の診断に役立ちます．

● **治療的神経ブロック**

　フェノールあるいは無水エタノールを神経破壊薬として用い，神経を破壊します．神経細胞は破壊されると再生しません．有髄神経線維は再生しうるものの，無髄神経線維は再生しないことが多いです．有髄神経のブロックでは6カ月から1年半程度の効果です．

　また，神経破壊薬は液状のため思わぬところに流れて合併症を起こすことがあります．

　物理的神経ブロック，例えば高周波熱凝固，冷凍ブロックの効果は局所麻酔薬と神経破壊薬の中間に位置します．

神経ブロックの種類

● **三叉神経ブロック**

　三叉神経痛，顔面や頭部のがんの疼痛に適応します．

● **腹腔神経叢ブロック**

　腹腔神経叢に入る神経または神経節に薬剤を注入します（内臓神経ブロック）．上腹部と後腹膜由来のがんによる痛みに有効です．

　慢性膵炎，膵臓がんに適応があり，内臓痛に有効です．内臓を超えて拡がった痛みには追加で疼痛緩和が必要です．

　通常，がん性疼痛のコントロールは経口の薬剤投与から開始されます．しかし膵臓がんなどの上腹部・背部の強い痛みには腹腔神経叢ブロックを早期から考慮します．

　神経ブロックの手技は椎体，横隔膜脚，大動脈に囲まれたコンパートメントに薬剤（アルコール等）を注入し内臓神経をブロックします（図）．

　ブロックには以下のアプローチ法があります．

- ● 前方アプローチ

　　開腹下に行う方法で，膵臓がんでは姑息手術時に併用

- ● 後方アプローチ

　　X線透視下で背部より経皮穿刺する方法

　また，腹腔神経叢ブロックの文献として下記のものがあり，痛みの程度はブロック施行群で有意に低いがオピオイド使用量と副作用，QOL，生存

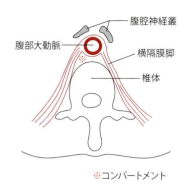

図　内臓神経ブロック
内臓神経ブロックは直接神経を薬で遮断するのではなく大動脈，椎体，横隔膜脚に囲まれたスペース（コンパートメント）に薬剤を注入しその閉鎖腔を通過する神経をブロックする方法

期間に有意差はなかったと報告されています．

[参考文献]
Wong GY. et al : Effects of neurolytic celiac plexus block on pain relief, quality of life, and survival in patients with unresectable pancreatic cancer: a randomized controlled trial. JAMA, 291 : 1092-1099, 2004

　このようなエビデンスを対象の患者さんにあてはめて最終的に治療方針を決めてください．

● 硬膜外ブロック

　硬膜外腔に局所麻酔薬を注入し，分節的に除痛，血行改善します．頸部から腰仙部まで施行可能です．

　神経破壊薬を使用せず局所麻酔薬とモルヒネを使用します．持続注入や皮下植え込み硬膜外投与システムの利用も可能で，体動時痛にも有効です．出血傾向と穿刺部に感染がある場合は禁忌です．

　本手技は麻酔科医にとって最も親しみのある神経ブロックです．臨床では，鎮痛薬でコントロールができない疼痛に，最初に行われることの多い手技です．

● くも膜下鎮痛法

- モルヒネと局所麻酔薬を注入
  難治性の疼痛に使用します．一時的であるため，長期の効果を望む場合は下記のフェノールブロックを考慮します．
- くも膜下腔でのフェノールブロック
  6カ月から1年以上の効果あり．分節に応じてブロックします．脊髄神経後根を破壊し，脊髄神経支配領域における極度の痛みのコントロールに使用します．頸部では上肢の運動障害，腰部では下肢の運動障害，

膀胱直腸障害が起きることがあります．症例を限定し，かつ腕の良い施行医が行えば非常に有効な方法です．

● 経皮的コルドトミー

経皮的に頸髄の外側脊髄視床路に電極針を刺入し，疼痛を誘発する部位の同定を行い，熱凝固して痛覚伝導路を遮断（コルドトミー）することによって除痛を行います．

上肢より尾側の疼痛で予後が 1 年以内，術中に術者の問いに確実に答えられる患者さんに行います．適応が難しく一般的ではありません．

局所麻酔の歴史

1851 年に Pravaz，1853 年に Wood らによって局所麻酔の注射法が開発，コカインの分離は 1860 年に成功し，眼科麻酔への応用は 1884 年，1885 年には硬膜外麻酔法に使用されました．また 1905 年にプロカインが合成されました．

神経ブロックは安価で効果的な鎮痛法です．その歴史は長く，先達の技術を学び利用してほしい分野です．

最近の外科医は局所麻酔が下手で，局所麻酔薬を注射してすぐ（十分に効果発現がないのに）切開したり，神経走行を考えず，疼痛の強い筋膜や骨膜に注射しないで場当たり的に局所麻酔薬を注入するために，効果がないだけでなく局所麻酔薬の過量になる事例を散見します．

局所麻酔の技術はプライマリケアの 1 つです．ぜひ，患者さんを痛がらせないスキルを身につけてください．症例によっては，筆者は局所麻酔のみで開胸し肋骨切除を行うことがあります．局所麻酔を上手にすればそのような手術でも可能です．

3 放射線治療について

放射線治療にはがんを根絶する**根治的放射線治療**と根治的でない**姑息的放射線治療**があります．姑息的放射線治療には延命を踏まえた姑息的照射と症状の緩和を対象とした対症照射があります．その治療に応じて線量，回数および照射範囲が異なります．放射線科医師とよく相談して，症例にあったきめの細かい治療計画を立てましょう．

● 個々の適応例

放射線治療は苦痛を和らげ，がん病巣からの出血，血管や臓器の圧迫による症状にも効果があります．特に**有痛性骨転移**には放射線照射がきわめ

て効果があります．その機序は，腫瘍の縮小，炎症性メディエーターの放出抑制，骨の再石灰化の促進によると考えられています．

- **脊椎への転移**は脊髄損傷の原因となり麻痺をきたすので，患者さんのQOLをきわめて悪化させる．麻痺が不可逆にならないように48時間以内に治療を開始する．多量のステロイド投与と放射線治療が勧められるが，生命予後がある程度期待できる場合，症例によっては外科的手術が勧められることもある
- **放射線に感受性の高いがん**では内臓浸潤の痛みに対しても効果あり
- 切除不能の**パンコースト腫瘍**には第一に考えなければならない治療
- **放射線治療**は**上大静脈症候群**に対して適応があり，腫瘍の縮小による症状改善が見込める．トライすべき
- **骨盤内のがん浸潤**でも照射が疼痛緩和に役立つ．その腫瘍の特性や予後をふまえて考慮すべき
- **脳転移による頭痛や巣症状**の改善（照射中一時的に悪化することあり）

4 外科治療について

　痛みのためだけに手術を行うことはありません．もちろん，腫瘍を切除することが疼痛だけでなく症状緩和に最も効果があるのは明らかです．根治手術が可能であれば手術が優先されるのは当たり前ですが，症状緩和が目的であっても根治性のない手術に対しては，その適応について慎重に検討しなければなりません．出血，閉塞，病的骨折では手術以外の治療も検討し，手術適応の妥当性を考慮しなければなりません．

　前述のように姑息手術に対するエビデンスは多くありません．経験的な推奨しかできませんが，**大切なことは予後，耐術，手術の難易度，手術によるメリットを術前に的確に評価**しなければなりません．

　例えば，「消化管のがんの再発による閉塞に対して食事ができるように安易にバイパス手術を行ったが閉塞部位が多く，癒着を剥離中に腸管損傷し同部の修復のみ行い手術を終了した．術後，腸管縫合部の破綻を起こし，結局，絶食で最期まで過ごした」などということがないようにしなければなりません．そのためには経験豊かで熟練した複数の外科医の意見を聞き，その指導のもとに手術をすべきでしょう．

1 術前のアセスメント

ある程度の生命予後があり，**手術に耐えられ**，かつ**患者さんが手術を望んでいる**ことが不可欠です．具体的には以下について考えてみることが重要です．

- 手術は短時間で終了でき，出血量の少ない術式で十分な症状緩和ができる可能性が高いこと
- 出血が問題であるときは内視鏡的な止血や血管造影下の閉塞術が可能かどうかを検討すること
- 消化管閉塞では閉塞部位の把握（閉塞部位は多くても数カ所，できれば1カ所であれば良い結果になる）
- ステントなどのコンベンショナルな手技とメリットを比較すること（緩和目的であっても，必ずしもステントが望ましいわけではない．長期予後が見込める症例では手術が望ましいこともあるので個々の症例で検討）
- 放射線治療や化学療法よりも効果があり，メリットがあること

原疾患の悪性度とPS

姑息手術の決定のキーポイントになるのは原疾患の悪性度とPS（performance status：全身状態）です．PSが悪く，腫瘍の悪性度が高く進展速度が急速であれば術後の回復を待たず悪化し，手術が無駄になってしまいます．逆にPSが良く腫瘍の悪性度が低く進展が緩やかな場合，手術をしないことで長期の病苦を患者さんに与えます．このような場合は適切な姑息手術によって患者さんのQOLは向上します．

2 手術適応について

出血

消化管からの出血は診断と治療をかねて内視鏡的な止血を試みましょう．しかし多くは十分に止血できません．そのような場合，切除不可能ながんからの出血は動脈塞栓術が可能かどうか放射線医と相談しましょう．姑息的放射線治療が有効なこともあります．

乳がんの潰瘍からの出血ではアトラウマテック針による縫合やホルマリンによる固定が有効です．

切除可能ながんからの出血は手術適応になります．しかし術前の予定術

式通りにできず，非常に大きな術式に変わることは患者さんのQOLや生命を脅かします．安易な手術決定が不幸な結果になることを肝に銘じましょう．

　がん末期に急変することの多い原因の1つが出血です．大血管からの出血はコントロール不可能で急死します．そのような可能性がある患者さんの家族および担当看護師に対して『急変した場合は手がつけられないこと』を説明しておきましょう（看護師が急変の可能性を知らないと，急変時，病棟は修羅場になります．家族だけでなく看護師を含む医療者の心のケアが大事です）．

閉塞

　がんによる腸管の閉塞部位が多くても数カ所，できれば1カ所で，かつPSが良ければ手術適応になります．術前にCTや腸造影などを行い，閉塞部位を確認し簡単な吻合や人工肛門などで症状緩和できる術式を行います．PSが悪く，閉塞部位が多数ある場合は輸液を減らしブチルスコポラミンやスコポラミン，オクトレオチド，ステロイドの投与を行う方が手術より良い結果になります．このような症例では，通常のイレウスと同じ感覚で高カロリー輸液や多量の輸液を行うと多くの場合，患者を苦しめます．

　がん末期の気道閉塞は閉塞部位とがんの悪性度によって，手術などの適応を考えます．多くは**ステントや姑息的放射線治療の適応**となります．しかし**くり返す呼吸困難**は，死の恐怖を強め耐え難い苦しみとなります．（ステントなどの治療によっても）短期間に呼吸困難が再発する場合は，延命が良いのかどうかを検討して治療方針を立てましょう．**内科的にはステロイド投与**を行いますが，一時的な効果をもたらすのみです．

　上大静脈が腫瘍によって閉塞すると**上大静脈症候群**を起こします．手術適応はほとんどなく，**放射線治療が選択**されます．多くは放射線による腫瘍の縮小による症状改善が見込めます．**抗がん剤が著効するがん腫**では**化学療法が選択**されます．ステントを行うこともありますが一般的ではありません．

ステントについて

　気道や消化管のステントは，短期間では劇的効果があります．しかし長期使用では合併症が多く発生するので，**生存期間が短い症例に適応**があります．良性疾患や長期予後のあるがん患者には手術を勧めます．

🔸 骨折

がんによる**病的骨折**であっても，**固定**によって痛みの管理は容易になり，ADL（activities of daily living：日常生活動作）は向上します．四肢の骨折では手術のリスクも少ないのでがんの末期であっても整形外科的処置を考慮すべきでしょう．

脊椎の骨折は脊髄圧迫の原因になるので整形外科と相談し治療方針を決定しましょう．脊髄圧迫による神経障害には，すみやかに**多量のステロイドを投与**し**放射線治療**を行います．場合によっては手術の適応も考慮されます．

3 術中に気をつけること

🔸 誰が執刀医で，どこまでするのか？

定型的な手術ではないので熟練した外科医の指導のもとで行いましょう．退却する勇気も必要です．

🔸 手術時間と出血量

明らかなエビデンスはありませんが，経験上，開腹や開胸では，できれば手術は1〜2時間以内で終了でき，100〜200 mLの出血量で収まるようにしたいものです．しかし体表や四肢の手術は，少し時間が長くて出血が多くても耐えられます．

🔸 安全第一

腸管の吻合では，肉眼上（マクロ）の異常がない場合，ミクロでがんが遺残していても吻合や閉鎖によって縫合不全になることは少ないようです．場合によってはそのような部位であっても縫合することがあります．

吻合部位は多くても数カ所，できれば1カ所であればよい結果になります．できるだけ**血行を温存し緊張のない吻合や術式**を行います．

腫瘍の切開や損傷は止血が困難になるので，腫瘍を切除できる自信がない限り近づかないことが重要です．もし損傷した場合，すぐ上級医を呼び対処しましょう．姑息手術での術死は外科医の敗北です．

5 抗がん剤の治療

1 緩和医療における抗がん剤治療

　以前は抗がん剤と緩和医療とは相反する治療であって，化学療法のアンチテーゼとして緩和医療があり，ほとんどの緩和医療の教科書には抗がん剤の項目がありませんでした．「効果のある抗がん剤はもうありません」「体力的に抗がん剤は使用できません」ということで抗がん剤の治療を中止し，緩和医療にギアチェンジするのが従来の考え方です．しかし新しい分子標的治療薬の進歩により，**化学療法と緩和医療は本質的には相反する治療ではなくなりつつあります**．

　緩和医療での化学療法は症状緩和やQOLの向上をめざすものです．根治性がなく，統計学的に生存期間の延長が望めなくてもQOLの向上をめざした抗がん剤の使用は考慮されます．

　従来の化学療法では，個々の特異性を加味しないで生存期間や腫瘍の縮小を統計学上で効果判定し，ランダマイズした治験がエビデンスとして高く評価されています．一方，緩和医療では個々の症例検討がより重要です．

　最近になり，バイオマーカーを駆使したテーラーメードの化学療法や，症状緩和とQOLを重要視した抗がん剤治療が発展しつつあります．従来の考えにとらわれず，緩和医療の分野であっても新しい化学療法についての知見を得て抗がん剤の使用を考慮することが望まれます．化学療法，とくに分子標的治療薬や生物学的製剤は日進月歩なので流行遅れにならないようにしましょう．

2 緩和を目的とする抗がん剤使用の現状

　現時点で緩和を目的に，どのような症例に抗がん剤が使用されているのでしょうか？

　抗がん薬がきわめて有効ながん腫，例えば悪性リンパ腫，小細胞肺がんでは化学療法に感受性があれば全身化学療法は考慮されます．固形がんであっても乳がんは化学療法が継続することが多く，PSがよければ大腸がんでは抗がん剤の投与によって腫瘍が縮小し疼痛の軽減が図れることもあります．

　イマチニブ（グリベック®）は慢性骨髄性白血病に使用する薬ですが，

KIT陽性消化管間質腫瘍（gastrointestinal stromal tumor：GIST）に著効します．非小細胞肺がん（腺がん）で末期の状態にあった患者さんがゲフィチニブ（イレッサ®）にて外来通院可能になった例もあります．今後，分子標的治療薬の進歩により抗がん剤の緩和的な使用も広がるでしょう．

- 緩和目的で悪性胸水や悪性腹水のコントロールに抗がん剤の局所あるいは全身投与
- 前立腺がんや乳がんに対するホルモン療法
- 乳がんや胃がんでHER2陽性であればトラスツズマブ（ハーセプチン®）を中心とした化学療法
- GISTや非小細胞肺がんに対する分子標的治療薬の投与
- 腎がんに対するスニチニブ（スーテント®），腎がんや肝がんにソラフェニブ（ネクサバール®）など分子標的治療薬によって，末期であっても症状の軽減に著効を示すことあり

緩和目的の化学療法はバイオマーカーの検索や個々の症例に応じた戦略が不可欠です．従来のエビデンスは役立たないので，新たな知見による個別治療となります．今後，緩和医療での抗がん剤の重要性が増すと予想されます．

3 抗がん剤治療の効果がなかったときの対応

「最後の抗がん剤も効果がありませんでした．治療はありません．緩和医療しかありません」と言って，抗がん剤の治療を中止するがん治療専門医が少なくありません．医師の考えはその通りかもしれませんが，その言葉で多くのがん患者さんが傷ついてきました．できれば「抗がん剤は効果がありませんでした．一時，抗がん剤の使用は休みましょう．休んでいる間は症状緩和を主に考えましょう」と言いましょう．決して最後の希望を砕いたり患者さんを見捨てたりしてはいけません．最期まで患者さんとともに医療者が在ることを約束しましょう．

EBMとNBM

evidence-based medicine（EBM）は統計学的手法で患者を透視し疾患や適応を探す作業です．

しかし，EBMを中心に進めても，せいぜい70％程度の患者さんが適応するにとどまります．その反省のもとに，EBMの研究者であったGreenhalghとHurwitzが1998年に標準偏差の外として切り捨てられた患者を救う手法

として，narrative-based medicine（NBM）を提唱しました．NBMは患者さんから疾患の物語を聞き出すことで，患者さん個人への理解が重視され，生い立ちにまでさかのぼって疾患の原因を割り出す作業です．医療ではEBMとNBMともに重要で，2つの接点にこそ真の病因や適応があります．

　これは難しく考えなくても，従来の名医といわれている医者が普通にやってきた診療そのものなのです．論文本位の『エビデンスおたく』や，医局のローカルルールとかガイドラインに従うことしか考えない『マニュアルおたく』に名医は存在しません．

6　さいごに—姑息的治療の3ステップ

1　姑息的治療の初級編は？

- アセスメントができる
- プレゼンテーションができる

　自分の知識や考えだけで姑息手術の決定をしてはいけません．治療方針の決定を行うカンファレンスなどで適切な症例呈示を行うことが第一歩です．担当医のアセスメントとプレゼンテーションが患者さんの医療水準を決定します．アセスメントはすべての医療者にとって重要なスキルです．またプレゼンテーションは日本の医学教育で軽んじられているのですが，治療方針を左右するので必ずトレーニングしてください．

2　姑息的治療の中級編は？

- 姑息的治療のメリット，デメリットをよく理解し，患者さんに十分説明できる
- 個々の症例に相応しい治療計画を立てられる

　エビデンスと経験，そして専門家の意見をふまえて個々の症例の検討を行い，患者さんや家族に治療方針の決定を行えるように十分説明することは意外と難しいことです．必要があれば患者さんを有能な外科医やペインクリニック医に紹介することは，臨床医にとって大事な能力の1つです．

3　姑息的治療の上級編は？

- 個別の症例に対し，的確に治療が行え，突発的な事態に対応できる
- 姑息的治療が上手くいかなくても患者さんとその家族のケアができる

姑息的治療は，予測に反して突発的な事態が起こったり，患者さんの満足が得られなかったりすることがあります．例えば姑息手術を行っているときに腫瘍から出血が止まらないかもしれません．そのような事態になっても処理ができる力があることが望まれます．また，治療が上手くいかなくても患者さんや家族の心のケアができることが上級レベルです．

◆　　　◆　　　◆

レジノ「今回のレッスンは経験が大事とのお話でしたね．僕の指導医の古居先生も『新しい考え方についていくのは大変だが，この分野では，まだ，いけそうだ』とおっしゃっていましたが？」

沢村「そう，先だって古居先生に胃がんIV期で幽門狭窄の患者さんの手術をお願いしたんだが，手術時間は1時間程度で胃切除を行ってくれたよ．出血量も50 mLだった．外科医とハサミは使いようだね」

レジノ「先生，そんなに出血量が少ないのであれば，胃切除ではなくて胃空腸吻合術の間違いじゃないんですか？それに外科医ではなくて…」

沢村「そうだね．（古居先生ではなく）普通の外科医なら胃空腸吻合術で終わるところだが，簡単に原発巣が切除できる場合は切除した方が良い結果になるよ．しかし無理をして切除すればとり返しのつかないことが起きるね」

レジノ「見極めが大事ですね」

沢村「その通り，姑息的治療というのは治療者の力量に負うところが大きいね．だから古居先生とハサミは使いようなんだ」

レジノ「古居先生を褒めているのか，けなしているのかわかりません」

沢村「君が思っている通りだよ．はっはっは，次回は呼吸困難の症状緩和についてレッスンをしよう」

まとめ

- 姑息的治療とは症状緩和を目的とした積極的治療
- 神経ブロック，放射線治療，外科的治療，化学療法の特性をいかすのも緩和医療

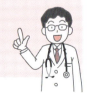

Part3 ●諸症状への対応

Lesson 10 呼吸困難の症状緩和

呼吸困難感は，患者さんだけでなく家族，そして医療者を困らせる症状です．その緩和治療についてレッスンします．

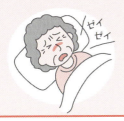

研修医 レジノ「今回のレッスンは呼吸困難の症状緩和ですね」
沢村先生「そう，患者さんもつらいけど，ケアする方もつらいのは呼吸苦だね」
レジノ「息ができないのは診ている方もつらくなってきます．喘鳴があれば，気管挿管した方が楽かなと思いますが」

沢村「そして呼吸器を装着するの？」
レジノ「指導医の古居先生は家族に『できるだけのことはします』と言って気管挿管しています．吸引が簡単ですから」
沢村「死期がきわめて近い場合，挿管や吸引は患者さんを苦しませるだけだよ」
レジノ「えっ，しないんですか？」
沢村「そう，多くの場合は（しない）ね」

1 呼吸困難の管理

　末期がん患者の6割が呼吸困難を訴えます．呼吸苦は患者さん自身の主観的要素が大きく関与します．必ずしも血液ガスデータと一致しません．つまり**呼吸困難イコール低酸素血症とは限らない**のです．しかし，検査結果にかかわらず呼吸困難は存在するのです．まず呼吸困難感に対して共感的な対応をすることから治療は始まります．けっして『精神的なもの』と

決めつけて，安易に片づけてはいけません．

　呼吸困難感は死の恐怖を引き起こし，強い不安感をもたらしやすいのでパニックの誘因になります．早期の症状緩和が不可欠です．また家族にとっても不安感や医療に対する不信感を増強しやすいので，医療者の共感的対応と十分な説明が必要でしょう．また，医療者にも死の恐怖や不安感をもたらしやすくストレスを与えます．ですから呼吸苦の適切な管理は，患者さんだけでなくチーム医療での各担当者のメンタルケアの面からも重要です．

2 最初にすべき対応は？　　　初級編

　呼吸困難の患者さんに対しては，不安や恐怖の軽減のために『息苦しいですね．不安になりますね．苦しさは必ず良くできますから安心してください』などの**理解的あるいは共感的対応を行い，患者さんだけでなく家族もふくめて安心感を与えましょう**．つまり患者さんの苦しみだけでなく家族の不安に対してもケアを行うことが初級コースです．

　呼吸数や呼吸のパターン，全身状態を診察し経皮酸素飽和度の測定を行います（図）．過呼吸であるにもかかわらず酸素飽和度が90％（分圧60

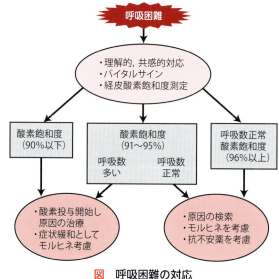

図　呼吸困難の対応

Torr）以下であれば酸素療法を開始し，その原因を探りましょう．

　呼吸が正常で酸素飽和度が90％台であればゆっくり対応できるので，まず呼吸困難の原因を探索しましょう．酸素飽和度が96％以上であっても呼吸数が多く努力性呼吸であれば酸素投与を考慮します．不安が強い場合，酸素投与の処置で安心し呼吸数が正常化することがあります．呼吸苦による不安を軽減することも初期対応にふくまれます．

3 原因と対症療法を知ろう　　　中級編

1 呼吸困難の原因は？

　呼吸困難の原因に対する治療を行えることが中級コースです．がん末期では，検査を受けること自体が患者さんにとって大変な負担です．できるだけ患者さんに負担をかけないで診断することが緩和医療上，重要です．まず病歴と臨床所見から検査の方向性を考えましょう．ワンパターンの検査計画は臨床能力を伸ばしません．つまり医療面接で方針を絞れることが中級レベルの医師には不可欠です．

◆ がん自体が原因—腫瘍の増大，播種，リンパ管症によるもの

　腫瘍に対して治療が可能であれば，放射線治療や化学療法を考えます．
　例）縦隔内の胎児性がんや悪性リンパ腫に対して化学療法を行ったり，放射線感受性の高い腫瘍に対して放射線治療を行ったりします

気道狭窄，気道閉鎖：放射線治療，ステントを行う．不可のときはステロイド投与

肋骨転移，横隔神経麻痺：放射線治療を考慮

上大静脈症候群：放射線治療．ステントも考慮．化学療法が効果のある場合は抗がん剤の投与を考慮．対症療法としてステロイド投与も一時的に効果あり

がん性リンパ管症：輸液の減量，利尿薬，ステロイドの投与

◆ 悪液質などに伴う衰弱によるもの

　対症療法が主になります．悪液質には栄養療法の効果が少なく，食欲不振にはステロイドやプロゲステロン系の酢酸メゲストロールが使用されます（**Lesson12**も参照）．プロゲステロン系の薬（メドロキシプロゲステ

ロン：ヒスロン®H）はイブプロフェン（ブルフェン®）などのNSAIDs（non-steroidal anti-inflammatory drugs：非ステロイド性抗炎症薬）と併用されると効果が増強することがあります．サリドマイドやエイコサペンタエン酸も，効果があるかもしれませんが通常使用されていません．

筋力低下，全身の衰弱，貧血，体重減少：対症療法が中心であるが不適切な輸液や過度の栄養療法は逆効果になりやすいので注意

肺炎，無気肺，誤嚥：抗菌薬投与がなされるが，多くは再発し死亡原因となる

🔶 合併症によるもの

胸水（後述）：胸腔穿刺あるいはドレナージを行う．急速に吸引すると肺水腫を起こすのでゆっくり行うこと．予後が長い場合（数カ月以上）は十分にドレナージを行ってから胸膜癒着療法を行う．予後が短い場合（数週間）は穿刺のみとする

腹水：水分・ナトリウム制限，利尿薬が第一選択．症例によって抗がん剤の腹腔内あるいは全身投与．腹腔穿刺はやむをえないときにのみ施行

心タンポナーデ：穿刺ないしドレナージ

心不全，心筋梗塞，狭心症，不整脈：それぞれの治療を行う

肺血栓塞栓症：抗凝固療法を考慮

ショック：可能であれば原因の治療，ショックの治療

アシドーシス：可能であれば原因の治療，輸液療法

心因性，過換気症候群：死の恐怖や不安感，パニックに対して心のケアが必要．向精神薬の使用

呼吸の状態と予後の予測

①がんの進行に伴う呼吸困難の予後

予後の判定はPS（performance status：全身状態）と呼吸困難の程度，悪液質の有無，原疾患の悪性度を踏まえて予測します．予後の予測は緩和治療の方針を決定するために最も重要です．

労作時の呼吸困難：生命予後数カ月から数年

安静時の呼吸困難：生命予後数週間から数カ月，場合によっては数日のことあり

終末期の死前喘鳴（death rattle）：生命予後数時間から数日，長くても1週間程度

②死前喘鳴（death rattle）

死期が近づいた時期に気道内分泌物が増加し呼気と吸気時に咽喉頭部から聞こえるゼイゼイという雑音です．輸液を減じスコポラミン（ハイスコ®）

舌下投与あるいは皮下注，または持続皮下注を行うとよいでしょう（用量は後述の「スコポラミン」参照）．

2 呼吸困難に対する知っておくべき対症療法

◆ 酸素

酸素飽和度が90％以下であれば酸素投与を開始します．もしCO_2ナルコーシスがある場合は高濃度の酸素投与は危険です．注意しましょう．酸素飽和度が96％以上でも酸素投与が効果のある場合も少なくありません．ケースバイケースで酸素投与を考慮しましょう．

◆ モルヒネ

エビデンスが明らかであり，**呼吸困難に効果のある薬剤はモルヒネ**です．とくに安静時の呼吸困難に効果があります．用量は通常の疼痛に使用する量よりも，若干少ない量で効果があります．筆者は，疼痛がなければモルヒネ経口1日相当量で10〜15 mg程度を使用しています．疼痛にモルヒネを使用しているのであればその量から25％の増量程度で効果があらわれることが多いようです．

臨床上，コデインとオキシコドンも呼吸困難に効果があるようです．実際，筆者も利用しています．

◆ 抗不安薬

患者さんの不安が強い場合は，ジアゼパムなどの抗不安薬が効果をあげます．不安とせん妄を伴う場合は，ハロペリドールなどの抗精神病薬を使用します．終末時の呼吸困難がどうしてもコントロールできないときはミダゾラム（ドルミカム®）を鎮静（後述）として使用する場合もあります．

◆ 気管支拡張薬

COPD（chronic obstructive pulmonary disease：慢性閉塞性肺疾患）に伴う呼吸困難には気管支拡張薬が効果あります．

COPDの既往がなくても効果を示す場合もあるので試験的に投与してもよいでしょう．

◆ スコポラミン

気道内分泌物の予防あるいは死前喘鳴に使用します．スコポラミン（ハ

イスコ®）を0.125〜0.25 mg/回　1日4回舌下投与あるいは皮下注，あるいは0.5〜1 mg/日　持続皮下注します．鎮静効果があります．せん妄に注意が必要です．

◆ ステロイド

がんによる気道狭窄や上大静脈症候群，がん性リンパ管症などに効果がありますが一時的です．予後が短い症例では積極的に使用すべきでしょう．

◆ 利尿薬

肺水腫を伴っている場合や，胸水や腹水に使用します．通常，経口薬としてスピロノラクトン，フロセミドなどを1日1回朝より開始し，症状によって1日2回朝，昼に増量します．

症例29　呼吸増悪時の対応

男性55歳．肺腺がんでリンパ節および胸膜転移を認め，2カ月前より体重減少と胸痛があり，疼痛はアセトアミノフェンとレペタン®坐剤にて軽減しましたが，1週間前より呼吸苦を訴えていました．本日，呼吸困難が増悪し，外来を受診しました．血圧116/70 mmHg，脈拍90回/分，呼吸数は30回/分，経皮モニターにて酸素飽和度は94％．全身の浮腫が軽度みられました．胸部X線写真では軽度の胸水と，リンパ管症を思わせる間質性の病変を下肺野に認めました．

血液検査：Hb 9.6 g/dL，WBC 4,500/μL，Na 126 mEq/L，K 4.2 mEq/L，CL 90 mEq/L，Ca 8.6 mg/dL，Alb 2.8 g/dL，LDHと腫瘍マーカーは高値．

Q この患者さんに不適切な治療はどれでしょうか？

①酸素投与（呼吸数が多く酸素飽和度は94％なので）
②レペタン®をモルヒネに変更（呼吸苦に効果のあるオピオイドにローテーション）
③ラシックス®とアルダクトン®を朝に投与（利尿薬の投与）
④ステロイドを朝に投与（生命予後が短いと予測したので）
⑤生食の点滴にて電解質補正（Na 126 mEq/L，Cl 90 mEq/Lと低いので）

A ⑤が間違った治療です．

①～④までは適切な治療です．がんの末期はしばしば低ナトリウム血症を呈しますが，その症状がない場合は治療を要しません．また浮腫を伴う低ナトリウム血症の場合は，多くは見かけ上なので水分制限や利尿薬が効果的です．この症例では軽度の浮腫があり，胸部X線写真上軽度の胸水とリンパ管症を思わせる間質性の病変があるので，生食の点滴では呼吸苦を増悪させる可能性が高いでしょう．

4 どうしても呼吸苦をコントロールできないときの対応 [上級編]

1 セデーションについて

　呼吸困難がどうしてもコントロールできない場合はセデーション（鎮静）を考慮しなければならないでしょう．

　緩和医療でのセデーションとは人工呼吸管理で行うセデーションや，精神科領域でのセデーションとは異なります．安易に考えて対応してはいけません．緩和医療で行うセデーションは，どうしてもコントロールできない痛みや，呼吸困難などの**症状緩和に対して考慮**されます．尊厳死や安楽死ではありませんが，誤解を招きやすいので**主治医1人で決断してセデーションを行ってはいけません**．

2 緩和医療でのセデーションの問題点

尊厳死，安楽死との違いは？ → セデーションは死を目的にしていない（結果的に死を迎えることは多いが）

いつ？ → どうしてもコントロールできない痛みや呼吸困難などがあるとき

誰が決定する？ → 本人の希望が最優先．しかし患者さんだけでなく，家族，主治医と複数の医師，看護チームが賛同すること．できれば緩和医療チームが主導することが望ましい．決して独断で決定しない

方法は？ → 通常の方法でコントロールできない苦しみに対して行うのであって，死を目的にしていない．本人の希望もふまえて，症状の緩和に必要にして十分なセデーションを行うこと

実際は，意識を失うこと自体に不安の強い患者さんがいるとともに，逆に意識があることが苦痛である場合もあります．個々の患者さんの希望にあった薬剤を使用しましょう．筆者はオピオイドの増量とともにミダゾラムを点滴静注することが多く，この2種類の薬剤を加減して意識と症状をコントロールしています．実際の方法については緩和医療チームと相談することが望ましいでしょう．

　大事なことは？ → セデーションの問題点は本人，家族そして医療者が感じる『敗北感』かもしれません．しかし，セデーションはどうしてもコントロールできない痛みや呼吸困難に対する適切な医療であって，ケアの原点であることを知っておいてください．

5 咳のコントロール

　咳は通常，痰を喀出するので，去痰薬を投与し咳をしやすくします．しかし，咳が強く通常の生活が困難になったり，不眠や消耗感，病的骨折を起こしたりする場合はコントロールが必要です．湿性の咳は喀痰のためなので，できれば喀出を促します．しかし終末期では緩和が必要です．乾性の咳は非生理的なのでコントロールが必要です．

1 湿性の咳

①原疾患の治療が優先される
②理学療法やネブライザー，薬物による喀痰の援助
③咳が強く，苦痛が著しい場合は鎮咳薬（デキストロメトルファン：メジコン®，コデイン，モルヒネ）使用
④死期が近く喀痰困難であれば輸液は減量ないし中止し鎮咳薬やスコポラミンを考慮

2 乾性の咳

①鎮咳薬（デキストロメトルファン，コデイン，モルヒネ）
②モルヒネでコントロールできなければリドカイン400〜1,200 mg/日，皮下注あるいは静注

6 胸水のマネジメント

1 胸水の性状

　胸水貯留イコール悪性胸水ではないので性状の検索が必要です．がん性や炎症性は多くは滲出液で，心不全や腎不全の場合は漏出液です．血性の場合はがん性のことが多いですが，細胞診で確認しましょう．

- 滲出液：タンパク量多く（4％以上），比重高い（1.018以上），グルコース値低い
- 漏出液：タンパク量少なく（2.5％以下），比重低い（1.015以下），グルコース値は血清に類似
- 胸水の細胞診や腫瘍マーカーの測定も診断に役立つ
- 胸水のグルコース値がきわめて低くpHも低い場合は予後不良である

2 診断

　胸水の程度範囲そして気胸，膿胸，血胸の合併の検討を下記の手法によって行います．

- 胸部X線：正面像と側臥位像を比較する．皮包化されている場合は鑑別が難しい
- エコー：胸壁に皮包化されている胸水の診断可能．胸腔穿刺前には必ず行い穿刺部位を決定
- 胸部CT：胸水の全体像を知るのに役立つ
- 胸水の生化学検索，細菌培養，細胞診

3 胸腔穿刺方法の実際

　生命予後とQOLを踏まえて胸腔穿刺のみとするか，あるいはドレーンの留置を行うかを決定します．

◆ 方法

①エコーと触診で穿刺部位と方向を決定（肋間動静脈を損傷するので肋骨下縁は穿刺しない）

②皮膚，肋骨の骨膜，胸膜を十分に局所麻酔する（ほとんどの初心者は麻酔が不十分なことが多い．その結果，手技を難しくしている）．胸腔

ドレナージの手技で局所麻酔薬の過量による事故は少ない．有害事象として，痛みのためのトラブルと出血が多い

③胸腔穿刺あるいはドレナージを行う（トロッカーアスピレーションキットなどを使用するとセットになっているので便利で容易．後述の「知って得する話」を参考）

④急速に吸引すると肺水腫を起こすのでゆっくりドレナージを行う

⑤悪性胸水は再発しやすいので，生命予後が長い場合（数カ月以上）は十分ドレナージを行ってから胸膜癒着療法を行う．また，予後が短い場合（数週間）は穿刺のみとする

4 癒着剤

- ピシバニール®を使用する場合は疼痛と発熱の予防を行うこと〔筆者はピシバニール® 10KEに1％キシロカイン® 20 mLと生食20〜40 mLを加えて使用し，注入後，ジクロフェナク坐剤（ボルタレン®サポ®）を定時投与している〕
- ピシバニール®はペニシリンアレルギーには禁忌
- ミノサイクリンは効果が少ない
- 抗がん剤のシスプラチンを使用する場合は，局所療法であっても悪心・嘔吐の対策と輸液による利尿を考慮する．ブレオマイシン（ブレオ®）は局所療法であっても全身投与と同じように肺線維症に注意する
- 抗がん剤の効果が高いがん腫（小細胞肺がんや乳がんなど）では全身化学療法を考慮すること
- 癒着剤投与後，チューブの位置を考えた体位変換を行って胸膜全体に薬液が接触するよう心がける．1〜2時間後より持続吸引を開始する（筆者は注入1時間後からウォータシールとし2時間後より10〜15 cm水注圧にて持続吸引を開始している）
- 1日の排液量が50〜100 mL以下になりチューブ内の液体が呼吸変動しなくなったらチューブを抜去する

欧米との使用薬の違い

がん性胸水には癒着剤が使用されますが，欧米ではタルクとブレオマイシンがよく使用されています．両薬剤ともに本邦での使用は少なく，ピシバニール®がよく使われています．その他にドキソルビシン，マイトマイシン，シスプラチン，タキサン系の薬物が使用されています．効果については

欧米ではタルク，日本ではピシバニール®の有効性が高い報告が多いようです．
　ピシバニール®は溶連菌をペニシリン処理した薬剤で，ペニシリンアレルギー患者には禁忌です．以前は使用前に皮内反応をすることになっていましたが，最近は他の抗菌薬と同様，皮内反応はしません．

トロッカーアスピレーションキットの留意点

　ドレーンを挿入する際，筆者は太いチューブを数センチの皮膚切開下でペアン鉗子による鈍的剥離を行い（緊急時では，1分以内に）挿入しています．しかし，このような方法は初心者にとっては難しいテクニックなので推奨しません．通常はトロッカーアスピレーションキット（アーガイル社）などを使用することが多いでしょう．キットを利用すると，準備する物品も1つのパックに入っているので便利です．また，このようなキットでは利便性を考えていろいろと工夫がなされています．しかし，使用前に説明書をよく読んでいないと，失敗することがあるので注意が必要でしょう．この製品では注射筒による積極排液のためにアスピレーションバルブ（一方通行弁）が付いていますが，持続吸引や自然持続排液（排気）する場合はこのアスピレーションバルブを外す必要があります．これを忘れると緊張性気胸になることがあります．また，このバルブを外す際，把持部を持たないと損傷することがあります．

　日常診療ではいろいろと便利な医療用キットがありますが，必ず説明書を読んでから使用しましょう．意外と間違った使用方法をしていることが少なくないからです．

注：初めて医療キットを使用するときは，必ず説明書を読んでから先達の指導下で行う！

5 がん末期の人工呼吸器装着や蘇生について

　がん終末期の急変時の人工呼吸器装着や蘇生の倫理的対応は，ベテラン医師にとっても難しいことです．がん末期の比較的状態が安定している時期に，急変時の対応について患者さんと相談しておくことがきわめて重要です．

　筆者は患者さんが比較的元気なときに『急変時に人工呼吸器や蘇生をするかどうか』のお話をし，**患者さん本人からその意向を訊き診療録に記載**しています．そして急変時は，本人の意向の有無にかかわらず家族と相談し，最終的に本人の意思をふまえて気管挿管，強心薬の使用，人工呼吸器の装着，心マッサージをどうするかを決定しています．つまり，患者さんの意向をふまえて家族，医療者が納得できる医療を行うようにしています．人間にはいろいろな考えがあり，価値観，倫理観が異なります．コミュニ

ケーションの重要性と（患者さん，家族そして医療者も含めた）死の準備教育の必要性が求められる分野です．

◆　　　　◆　　　　◆

レジノ「呼吸に関する症状緩和って奥が深いですね．呼吸困難や咳は救急外来でも多い症状です．今回のレッスンはがん以外の疾患にも通じるところがありますね」

沢村「とくに呼吸困難は死の恐怖を患者さん本人だけでなく周囲の家族や医療者にも与えるからね」

レジノ「そうですね．呼吸苦が強い患者さんに接していると，こちらも不安になってきます」

沢村「そうなんだ．恐怖や不安は周囲に広がっていくんだよ．だから呼吸困難の最初の対応は心のケアから始めるんだ」

レジノ「患者さんが安心していれば，僕たちも診療しやすいですよね」

沢村「呼吸苦をトータルペインとしてとらえることが，患者さんのためだけじゃなくて医療者にとっても大切なことがわかってくれたかな」

レジノ「他の症状（の対応）も同じですよね」

沢村「そうだよ．症状緩和の本質的なアプローチだからね」

まとめ

- 患者さんやその家族，医療者のストレス減のための呼吸困難への早期管理を！
- 対症療法，セデーション，胸水の管理を知ろう

Part3 ●諸症状への対応

Lesson 11 がん末期の腹水の管理

本レッスンでは，がん末期の腹水の管理とその技術を説明します。

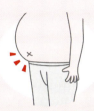

研修医レジノ「がん末期の腹水は患者さんに腹満（腹膨満感）で苦しいといわれて大変です」

沢村先生「昔は（腹水の）穿刺をよくやったのだが，抜きだすとすぐに（腹水が）たまって，また穿刺ということが多かったね」

レジノ「最近の考えでは**（腹腔）穿刺は最後の手段**なんですね．それから，腹水を還す方法もあるそうですね」

沢村「消化器がんの悪性腹水を体内に戻すことはあまりしないが，悪性腹水でなければ考慮してもよいかもしれないね．このレッスンでは腹水の管理について説明しよう」

1 がん末期における腹水とは

　腹水とは，腹腔内に貯留した液体で，悪性の場合は血性であることが多いです．

　卵巣がん，消化器がんの末期は，しばしば悪性の腹水で難渋します．またがんの増大に伴って，肝不全や肝静脈閉塞などの合併症を生じ急速に腹水が増悪することがあります．がんと関係なく肝硬変や心不全，腎不全，膵炎，腹膜炎などにより腹水が生じることもあります．

　腹水が少量であれば症状はありませんが，多くなると腹部の膨張や不快感が生じます．大量の腹水では腹部膨満で苦しくなり，食欲不振や呼吸困難を起こします．このような症例に**安易な腹腔穿刺を行うと，アルブミン**

低下と腹水貯留がくり返され全身状態が急速に悪くなることも少なくありません.

　肺がんや乳がんは胸水によって呼吸苦が生じやすいのですが，このようながんであっても**腹水の増悪で呼吸困難が悪化**することがあり，腹水管理で呼吸苦が軽減することも少なくありません.

　がん末期の腹水ケアにより患者さんのQOLは大きく左右されます．緩和医療でよく遭遇する症状なので，その管理に精通しましょう．

2 腹水のマネジメント

　腹水に対する治療の第一ステップは**塩分（輸液）の制限**です．次に**利尿薬の投与**が行われます．第一選択はスピロノラクトン（アルダクトン®）やカンレノ酸カリウム（ソルダクトン®）ですが，これだけでは不十分なことが多いので，強力な利尿薬のフロセミド（ラシックス®）を併用する方が効果的です．

　悪性腹水で全身状態がよく，予後が見込める場合は，腹腔内あるいは全身の抗がん剤投与を考慮します．末期ではコルチコステロイドが有用なことがあります．予後が見込めない場合は全身投与してもよいでしょう．

　薬剤投与によっても症状が改善せず，患者さんの苦しみが強い場合は腹腔穿刺を考慮します．腹腔穿刺は症状改善に効果的ですが一時的です．しかも腹水除去によってアルブミンが喪失するので，浮腫や腹水は悪化します．その場合でも通常，アルブミンの輸液はがん末期では行いません．

　治療困難な難治性腹水には，腹膜頸静脈シャントや腹水を取り出し，それを濾過および濃縮し患者の静脈に再注入する治療法もあります．腹水の除去と血中タンパクの補給が同時に行える利点がありますが，エンドトキシン血症による合併症や消化器がんの腹水に対しては注意が必要です．

3 腹腔穿刺をやってみよう

　それでは，ごく初級者レベルの腹腔穿刺をやってみましょう．
　①腹水の確認と穿刺部位決定には腹部エコーが最も役立つ．とくに悪性腹水では腸管が腹壁に固定されていることが少なくない．合併症

の**腸管損傷や膀胱損傷に注意**する
②腹壁血管とくに下腹壁動脈を損傷しない部位で穿刺を行う
③1〜2Lの腹腔穿刺では輸液を行わなくてもよいが，ゆっくりドレナージする
④腹腔内への薬剤注入については，患者さんの状態や原発のがんの性状をふまえて慎重に行う
⑤腹腔穿刺は一時的な症状緩和なので，全体的なQOLをふまえて行う

Q1 使用する針は？

A1 金属針は使用せずプラスチック製静脈留置針を用いましょう．

アスピレーションキットを利用してもよいでしょう．

Q2 穿刺による吸引量は？

A2 初回は1,000〜1,500 mL程度にして様子をみます．

問題なければ次回は2,000 mL程度まで増やします．それでも症状が緩和しなければもう少し増量を考えます．通常500〜1,000 mL/時の速度で行います．緩和目的であれば静脈確保は必須ではありません．

Q3 穿刺部から腹水が漏れてきます．どうしたらよいでしょうか？

A3 漏出部の周囲にアトラウマテックニードル針による水平マットレス縫合，ないし巾着縫合をします．次回の穿刺は細い針を使用します．

がん末期に腹水で腹腔穿刺をくり返している患者さんが，TPN（total parenteral nutrition：高カロリー輸液）で1,500 mL以上輸液されていることも少なくありません．1日500 mL以下に水分制限し，十分量の利尿薬を投与しましょう．このような管理を行ってもコントロール困難な腹水に対して，穿刺を行います．がん末期では腹水を濾過および濃縮し，患者の静脈に再注入する治療法は一般的ではありません．とくに消化器がんの悪性腹水には勧められません．輸液を行わずにゆっくり症状が緩和するまで排液のみを行うことが，緩和医療の臨床の場では多いようです．

癒着剤の使い方

　がん性腹水に安易に癒着剤を使用すると，腹腔内で癒着し腸閉塞の原因になったり，再穿刺が困難になることがあるので勧められません．

　抗がん剤の局所投与としてシスプラチン，タキサン系の薬物が使用されることがあります．個々の症例でメリット，デメリットをふまえて使用してほしいと思います．

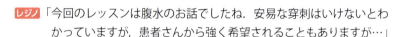

レジノ「今回のレッスンは腹水のお話でしたね．安易な穿刺はいけないとわかっていますが，患者さんから強く希望されることもありますが…」

沢村「そうだね．穿刺で症状が急速に改善するので，穿刺を望む患者さんもいるね」

レジノ「だから，つい腹水の穿刺をくり返してしまいます」

沢村「そうだね．まず患者さんに『穿刺の効果は一時的なので，できるだけ薬や水分制限でがんばりましょう』と説明し納得してもらい，輸液を減らし利尿薬を十分使用することしかないのかな」

まとめ

- 腹水イコール穿刺とは考えない
- ①水分（輸液）の制限，②利尿薬の投与，で対処する

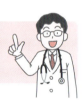

Part3 ●諸症状への対応

Lesson 12 がん患者の輸液や食事の話

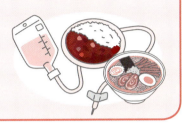

今回のレッスンは医師だけでなく医療者全員が知っておきたい，栄養の話です．

研修医レジノ「**腹水著明で全身浮腫のある膵臓がん末期**の患者さんですが，ご家族から栄養をつけてほしいと言われたので高カロリー輸液（TPN：total parenteral nutrition）をしたいのですが」

沢村先生「レジノ君，このケースではTPNだけでなく輸液も患者さんを苦しませるだけかもしれない」

レジノ「えっ，**点滴もしない**んですか？ご家族は（栄養補給を）望んでいらっしゃいます．しなくてよいのでしょうか？」

沢村「『栄養を摂らないとすぐ死んでしまう．カロリーを上げると免疫や体力がついて元気になる．点滴しないと脱水で苦しむ』というシンプルな考えは一見正しいように思えるが，**がん末期の悪液質の患者さんにはあてはまらない**んだ．（栄養や点滴が）逆に負担になることも多いので強制栄養はA.S.P.E.N.ガイドライン（後述）でも勧められていないんだよ」

レジノ「そうかもしれませんが，ご家族を納得させるのは…」

沢村「家族だけじゃなくて患者さんや医療者も『点滴が逆に症状を悪化させる時期にきていること，栄養をつけると元気になるということが患者さんの病状に当てはまらない，つまり**無理強いして栄養をつけない方がよい**こと』を理解しないといけないね」

レジノ「わかりました．医療者も知っておかないとダメなんですね．詳しく教えてください」

1 知っておきたいがん患者さんの栄養の話　　初級編

　栄養状態はがん患者さんのQOLとPS（performance status：全身状態）に影響を与えます．ですから周囲の家族や本人が栄養をつけることに固執することは容易に理解できます．

　腫瘍による消化管閉塞や出血，何かしらの理由で経口摂取ができない，あるいは随伴する感染症などの合併症を伴う場合は悪液質にならなくても高度の栄養障害に陥ることは少なくありません．例えば，胃がんによる幽門狭窄や大腸がんによる閉塞性腸炎に起因する体重減少がこれにあたります．

　もちろんがん治療のために行った手術や化学療法，放射線治療が栄養状態の悪化や体重の減少の原因になることもよく経験します．このような場合は適切な栄養療法は有効です．もし院内にNST（nutrition support team：栄養サポートチーム）があればコンサルトしましょう（P.148 **用語解説**）．

　多くの場合，悪液質を伴わないがんの患者さんでは，かなり進行するまで比較的栄養状態は保たれています．過栄養が問題となるがん患者さんも少なくありません．このような患者さんのがんに関する生命予後は比較的長いでしょう．しかしがんの治療前に体重減少や高度の栄養障害がある患者さんの予後はきわめて不良です．

- 栄養状態はQOLとPSに大きく関与
- がん患者さん≠栄養不良
- がんの治療前に体重減少や栄養障害がある場合は予後不良

1 がんによる悪液質とは

　悪液質とは進行性の体重減少と筋肉の消耗を呈する症候群で，疲労，貧血，低アルブミンそして食欲不振を認めます．進行がんの50％以上に起きます．悪液質の発生は必ずしも末期のみに起こるわけではありません．臨床的には，がん以外に原因がなく栄養療法を十分行っても体重減少が続く場合はがんによる悪液質と考えられます．

　悪液質に対して**栄養療法は効果が少なく**，食欲不振に対し**ステロイドやメドロキシプロゲステロン（ヒスロン®H）が適用外処方**されます．しかし効果は限られます．

2 体重変化のない元気ながん患者さんには

がんになったので「肉はダメ」と思って野菜だけの食事を続けたり，あるいは得体の知れない水や健康食品を多量に摂取したりする患者さんは少なくありません．このような食事ががんを治したり生命予後をのばしたりすることはありません．どのようながんであっても**バランスのとれた，おいしい食事をすることが栄養療法の基本です．偏食はがんに効果がないだけでなく健康を害します**．

野菜はがんに効果的か

がんの治療として，免疫療法や民間療法としての代替治療があります．免疫療法の多くは効果があまりなく（あっても10％程度）健康保険で認められている治療法は少ないです．また，代替治療は科学的データが少ないので，効果は不明です．

最近，健康情報の氾濫でサプリメントを飲んでいる人が増えています．がんに関していえば，サプリメントによってがんを予防したり，治したりできるという明らかなエビデンスはありません．逆に，サプリメントの多量摂取による副作用の報告があるので，特別な事情がないかぎり筆者は推奨していません．

野菜をたくさん食べることは循環器系の病気や糖尿病では明らかに効果があります．しかしがんの予防や治療に関していうと，エビデンス上は巷でいわれているほどは効果がないようです．もちろん生活習慣病対策として野菜は推奨できるので，健康のために野菜を多く摂ることは，患者さんに勧めなくてはなりません．

3 放射線治療や抗がん剤使用時の食欲不振には

放射線やがん化学療法を受ける多くの患者さんは悪心・嘔吐，食欲不振，口内炎，下痢などの副作用によって栄養障害を受けます．ですから，副作用対策は不可欠です．**原則は『治療よりも予防』が大切です**．

- シスプラチン（CDDP）などの抗がん剤投与開始1〜2時間後に出現する急性嘔吐に対しては，投与前に5-HT3受容体拮抗薬＋大量ステロイドの投与を行う
- 抗がん剤投与後24時間以降にみられる遅延性嘔吐にはステロイド＋メトクロプラミドあるいは5-HT3受容体拮抗薬の投与を行う
- 嘔気には臭いが関係する．温かい食事よりも冷たい食事の方が臭いが少なく食べやすい
- 口内炎に対して，化学療法前に歯周病などの処置を済ませる

- 口内炎予防として口腔内浄化のために含嗽をすすめる
- 口内炎予防として抗がん剤投与中は氷片を口に含む
- 抗がん剤投与当日に起こる**コリン作動性の早発性下痢には抗コリン薬**の投与，数日〜2週間後に起きる**遅発性の下痢は粘膜障害によることが多いので栄養，電解質，感染に注意**
- 味覚障害や嗅覚の変化によって食欲不振になりやすいので注意

4 がん末期あるいは終末期には

　がん末期には全身倦怠感と食欲不振を認めます．原因はがんの悪液質によることが主ですが，不眠や不安，そして抑うつによることも少なくありません．薬の副作用や不必要な輸液による全身浮腫も倦怠感と食欲不振の原因になるので注意が必要です．不適切な治療で患者さんのQOLの足を引っぱることがないようにしましょう．終末期では食欲不振が普通にみられる状態です．**この時点での積極的な栄養療法は推奨されていません．**患者さんが食べたいものを口に含む程度でよいでしょう．

味覚障害の時にどうするか

　味覚障害の原因の1つに抗がん剤があります．味覚障害が起きると『砂を噛むような』の例えがあるように，本当に味のない食事なので『食べることが拷問のようだ』とおっしゃる患者さんも少なくありません．周囲から「食べないと元気にならない」と言われても，なかなか食事量が増えるものではありません．拒食症になる患者さんもいます．このような患者さんに，健康によいと思われている（身体にやさしい??）味の薄い食品を勧めることが多いようですが，実際は不味くて食べられません．逆に，たこ焼きやラーメン，そしてカレーなどの味がしっかりしている料理は意外と食べられるようです．患者さんがおいしく食べられる食事を提供することが大事です．
教訓：食欲がないときに「食べろ」は拷問
　　　身体にイイものではなく，おいしく食べられるものがイイもの

5 栄養に対するガイドラインは？

　栄養療法に関してはA.S.P.E.N.ガイドラインがお勧めです．がんに関する栄養療法についても記載されています．最新のA.S.P.E.N.ガイドラインはネットでA.S.P.E.N.のホームページ（https://www.nutritioncare.org/）を検索すれば最新の情報が得られます．

6 誰のための輸液？ 誰のための栄養？

誰のための輸液？ 誰のための栄養なのでしょうか？
医師の考え？ 看護師の思い？ 家族の希望？ NSTのため？
『栄養を摂らないと死んでしまう．カロリーを上げると元気になる』という考えはがん患者さんの心の負担になります．**がんの末期では，高カロリー輸液などの強制栄養や多量の輸液は生存期間を延ばすことはなく，逆に食欲不振の増悪や浮腫を悪化させることになり，（多くの場合）患者さんを苦しめます**．

これはがんの末期に輸液や栄養療法をしてはいけないという硬直した考えを押しつけているのではありません．対象となる患者さんの病態やQOLを考えた治療計画を立ててほしいのです．多くのがん末期の患者さんでは**輸液を減らし，栄養面よりも食べやすさを重視した食事に変更**することが適切な治療方針であるからです．

2 栄養評価をやってみよう　　中級編

1 スクリーニング

栄養評価でまずやらなければならないのがスクリーニングです．
- 栄養不良の患者を判定すること
- 栄養障害のリスクを有する患者を判定すること

栄養状態のスクリーニングを簡単に行うには主観的包括的評価（subjective global assessment：SGA）や血清アルブミン値の測定が行われます．特にSGAはプライマリケアとして知ってほしいスキルです．

◆ 主観的包括的評価（SGA）とは

病歴と身体所見で包括的に栄養状態を評価する臨床的方法で，栄養状態を良好，中等度の障害，重症の障害の3つに分類する方法です（オリジナル文献：Detsky AS, et al：What is subjective global assessment of nutritional status? J parenter enteral nutr, 11：8-13, 1987）．

つまり次ページのチェック項目の内容をふまえて患者さんの栄養状態を包括的に主観的な重みをもってデータを判断して評価するのがSGAです．
著者らはオリジナルの分類を改変し**良好，軽度の障害，中等度の障害，重**

度の障害の４つに分類しています．臨床現場で栄養状態と疾患の重症度評価を行うときに有用な方法です．臨床医は必ず身につけなければならないスキルです．

［チェック項目］
☐医療面接
　病歴を詳しく調べる
☐身体検査
　体重：過去6カ月，2週間の変化（入院時体重のみで決めてはいけない．変化が大事）
　浮腫，腹水：浮腫，腹水は栄養障害以外の病気でも起きる
　皮下脂肪，筋肉量：皮下脂肪や筋肉量がもともと少ない人あり，変化が重要
☐食物摂取状況
☐消化器症状・悪心・嘔吐・下痢・食欲
☐機能状態（PSやADL）
☐疾患のストレス

血清アルブミン値

栄養状態や疾患の重症度を最もよく示す指標の1つです．低アルブミン血症は重症度を反映し予後不良を示します．しかし半減期が長い（3週間程度）ので栄養療法の効果判定には不適です．治療の反応を評価するには半減期が2〜3日のプレアルブミンが勧められます．

2 栄養アセスメント

栄養不良の患者さんを判定し，障害の程度を検討し臨床情報をふまえて適切に必要栄養量を算出し栄養管理計画の作成を行うことが栄養アセスメントです．栄養療法の基本となります．

これは体重と身長から必要カロリーを計算しておしまい（大部分の栄養管理室のレベル）ではなく，患者さんの臨床情報を利用して栄養管理計画書を作成し評価することです．そのためにはNSTのようなチームでなければできません．注意すべきことは，緩和ケアでは栄養補給を含まない栄養管理計画もありえるのです．栄養アセスメントは以下の手順で行います．
①患者さんの栄養状態や身体計測，血液および尿検査に関する情報の評価

②病歴，社会生活，食習慣，食事摂取，病態そして経時的な臨床情報について検討
③各患者さんに適合する栄養量を求め栄養管理計画書を作成
④栄養療法の効果をモニタリングしフィードバックする

症例30　考えてみよう　血清アルブミンの予想① 〜卵巣がん疑いの33歳女性

腹部エコーにて異常を指摘されてから食欲がなくなり，2週間で5 kgの体重減少（10％）を訴えています．活動性はありますが，不安のため食事が喉を通りません．連日の不眠を訴えています．浮腫・腹水はありません．

Q 血清アルブミン値は2.0 g/dLと3.5 g/dLどちらを予想しますか？ そして栄養状態は？

A
- アルブミン値は3.5g/dL
- 軽度の栄養障害

2週間で5 kgの体重減少（10％）ですが心因的な原因による食欲不振と考えられます．血清アルブミン値の低下はわずかで軽度の栄養障害と考えられます．NSTによるSGAの判定でも軽度の栄養障害でした．

症例31　考えてみよう　血清アルブミンの予想② 〜胃がんⅣ期の40歳女性

過去6カ月における体重減少は5 kg（10％）でした．最近食欲が減退し，腹部膨満がみられます．1週間前より悪心・嘔吐，下痢が増悪しました．入院して生食を点滴しています．下肢の浮腫と腹水著明です．電解質で低ナトリウム血症．最近2週間の体重変化はありません．

Q 血清アルブミン値は2.0 g/dLと3.5 g/dLどちらを予想しますか？ そして栄養状態は？

A
- アルブミン値は2.0 g/dL
- 重度の栄養障害

過去6カ月における体重減少は5kg（10％）です．最近は，浮腫や腹

水による体液貯留により結果的に体重は変化していません．臨床的にはがん性腹膜炎が考えられます．極度の低栄養と体液貯留で血清アルブミンはきわめて低値であることが予測されます．もちろん，SGAでは重度の栄養障害の判定です．

考えてみよう 症例32 血清アルブミンの予想③ 〜感冒をこじらせ呼吸困難にて緊急入院した肺がん術後3年経過した50歳男性

胸部X線にて肺水腫を認めました．急性心不全によるショックのためICUにて管理されています．血圧は70 mmHg台で浮腫が著明です．肺がんの再発は認めませんでした．

Q1 入院時の血清アルブミン値は2.8 g/dLあるいは4.0 g/dLどちらを予想しますか？ そして栄養状態は？

A1
・入院時アルブミン値は2.8 g/dL
・軽度の栄養障害

Q2 入院1カ月後の状態は，水分制限および強心薬と利尿薬にて浮腫はなく皮膚は乾燥しています．呼吸困難はありません．10％以上の体重減少を認め，筋肉量も減少しています．
この時点の血清アルブミン値は2.8 g/dLあるいは4.0 g/dLどちらを予想しますか？ そして栄養状態は？

A2
・アルブミン値は4.0 g/dL
・中等度の栄養障害

入院時は心不全による体液貯留により血清アルブミン値は低下していますが，栄養状態は悪くないのでSGAは軽度の栄養障害でした．入院1カ月間の利尿薬や強心薬治療と水分管理で，体重減少が起きています．この時点ではやや脱水を生じ，アルブミン値の上昇が予想されます．筋肉量の減少があるので，入院1カ月後のSGAでは中等度の栄養障害と判定しました．肺がんの術後ですが，再発していないのでがんについては考慮しなくてよいでしょう．

3 肉体的・精神的・経済的背景を考える　　【上級編】

　がん患者さんの栄養療法や輸液療法のキーポイントは行き着くところ，患者さんの病態を確実に把握することにあります．しかも患者さんに経済的にも精神的にも肉体的にもあまり負担をかけずに治療方針を立てられることが上級レベルです．適切な栄養療法の決定は患者さんの病態や生活そのものと，そのがんの自然史を知らなければできません．

　個々の患者さんから医療そのものを学ぶ姿勢をもつことと患者さんにあったエビデンスを上手に応用できることが上級編です．治療成績の数字しか頭にないオンコロジストや，切ることしか思いつかないサージャンには到達できない分野です．

◆　　　　◆　　　　◆

沢村「**がん患者さんへの食事や点滴の指導は一律ではない**．患者さんの個々の状況によって（栄養療法の方針を）変えることが重要だね」

レジノ「がん性腹水の腹満で苦しんでいる患者さんに，**大量の輸液はダメ**なんですね」

沢村「そのような患者さんにはまず輸液を減らして，利尿薬そしてモルヒネやステロイドを考慮する．過剰な点滴はしないことだね」

レジノ「はい．実際，今回の患者さんは点滴をしない方が楽だとおっしゃっていました．生命予後も高カロリー輸液をするより長かったように思います」

沢村「**家族の誤解を解くのは難しい**ね．チーム医療で対応すると家族も受け入れやすいのだが」

レジノ「そのためには**『チームで情報を共有し方針を一致させておく』**ですよね」

沢村「グレート‼ レジノ君も成長したね」

- 栄養管理は固定観念的な管理ではなく，患者さんにあった管理計画の立案
- 栄養があればあるほど身体によいとは限らない

用語解説

NST

多くの病院でNST（nutrition support team：栄養サポートチーム）が立ち上がっています．患者さんの栄養管理を主治医だけで行うことが難しいからです．栄養療法を行うには医師，栄養士，看護師，薬剤師，検査技師，言語聴覚士，調理師，歯科衛生士などいろいろな業種の医療者がタッグを組んで患者さんを支えるチーム医療が不可欠です．しかし多くの病院で満足のいくNSTが運営されているわけではありません．その主な原因はスタッフ不足とチーム医療が臨床の場に定着していないこと，加えて医療者の経験・知識不足と（今までの業務では縦のつながりだけで横のつながりが少ないので）情報が共有できていないことにあります．

『栄養士は栄養の一般的なことしか知らない．薬剤師は事務的に薬を提供してきた．検査技師は検査を行うだけ』の時代は終わりました．これからの医療者は患者さんのベッドサイドに行って，医師や看護師とともにチームで相談しながら栄養管理を行う時代なのです．ぜひ主治医は患者さんの病態や予後などの臨床情報をNSTのメンバーに知らせてチームで情報を共有し，NSTと一緒に患者さんの栄養管理をしてほしいと思います．

ガンバレNST！ ガンバレ主治医!!

Part3 ●諸症状への対応

Lesson 13 皮下注をやってみよう

本レッスンでは緩和医療で必要な，皮下注の手技について学びます．

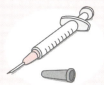

研修医 レジノ「先生が研修医のころはしばしば，静脈確保のために鎖骨下静脈穿刺を行ったそうですね？」

沢村先生「そう．がんの末期の患者さんでも，末梢の静脈確保ができなくなると『先生お願いします』と看護師からよく依頼？されたね」

レジノ「へー，そうなんですか」

沢村「ひとりで1日に何十人も，鎖骨下静脈穿刺で中心静脈確保をしたこともあったよ」

レジノ「最近の病棟では経腸栄養が主になりTPN（中心静脈栄養）そのものが減っていますし，緩和病棟ではがん患者さんに皮下注をしているみたいですね」

沢村「今回のレッスンは，その皮下注について話をしよう」

1　緩和医療では皮下注が役立つ

　かつて患者さんやその家族（そして医療者も！）は，もし『がん』の患者さんの病態が進行し，食事を摂れなくなると栄養？補給として点滴が始まるものと思っていました．実際，多くの病院で末梢の静脈ルートが困難であれば，中心静脈ルートを利用して補液されてきました．もちろん消化管の閉塞で経腸栄養が使用できない症例には補液や静脈栄養は適切な治療です．しかし多くのがん患者さんにおいて，病態に関係なく中心静脈カテー

テルの挿入を行うことは医学上，問題があります．食事摂取量が減少したからといって，一律に輸液を行うことは栄養管理の面だけでなく緩和ケア上も正しくありません．

悪液質の状態やがん末期では輸液ルートの確保は困難ですし，輸液手技の問題だけでなく輸液そのものがリスクやトラブルになることも少なくありません．このような患者さんに非経口的な薬剤投与が必要な場合は，どうしたらよいのでしょうか？

筋注は痛みが強く長期の使用には耐えられません．貼り薬は簡単ですが投与薬が限定されますし，効果が不安定です．そこで注目されるのが皮下注です．

2 持続皮下注のススメ

1 皮下注による薬剤投与の変遷

皮下注による薬剤投与は古くから行われているので，半世紀前から使用されている注射薬，例えばカテコラミン（アドレナリンやノルアドレナリン），スコポラミン，硫酸アトロピン，アヘンアルカロイドは皮下注の適用があります．

1960年ごろまでは小児の太腿部皮下に輸液をすることがありました．しかし急性期の輸液療法には不十分で，また拘縮を起こす危険があり，末梢静脈や中心静脈からの輸液の普及とともに皮下注は行われなくなりました．**1990年代後半より，皮下注は緩和医療分野に再登場**しました．最近になり持続皮下注は緩和ケアや高齢者の薬剤投与のみならず輸液療法として，その簡便性と安全性から再評価されています．

持続皮下注による薬剤投与は，ルート確保の手技が簡単で，安全かつ効果的に行うことができます．がん以外の疾患であっても症状緩和に役立ちます．

皮下注による補液も500 mL/日程度であれば問題なく行えます．がんの終末期だけでなく，高齢者への輸液として在宅や看護の手薄な施設でもっと応用されてよい方法です．

◆ 薬剤の持続皮下注入法

持続皮下注による薬剤投与は，手技が容易で比較的安全（感染に強く，循環動態に与える影響が少ない）に行えます．管理が容易で在宅でもケア

できます．

穿刺針はプラスチック製の静脈留置針を推奨します．抜針時の針刺し事故が予防できるからです．

刺入部位の変更時期は使用する薬によって異なり，刺入局所に炎症性反応や痛みを認めた際に変更します．オピオイドやハロペリドールで1週間程度は使用できます．

例えば，モルヒネの鎮痛効果に関しては皮下注であっても静脈経路と同等です．入院中は注入ポンプを使用し注入速度は0.5 mL/時 以下（多くとも1.0 mL/時 以内）で疼痛管理します．必要に応じて（在宅や外泊時）ディスポーザブルの持続注入器（PCA可）0.5 mL/時 に変更します．

2 刺入部位の選択と注意点（表）

- 前胸部が第一選択．上腕部，腹部，大腿部なども利用できる．自己抜針が多い場合は背部も考慮する
- 体動時に疼痛が生じない部位や針の方向に注意する
- 刺入部位を点検し，炎症があれば刺入部位を変更する．使用する薬によって変更時期は異なる．オピオイド，メトクロプラミドまたはハロペリドールは1週間以上使用できることが多い
- 早期に刺入局所に炎症性反応を起こし痛みを訴える場合は，他の薬に代えるか，注入液中に50〜100 mgのヒドロコルチゾンを加える

表 （参考）薬剤24時間あたりの初期投与量の目安

一般名（商品名）	投与の目安
モルヒネ	24時間経口投与量の1/3〜1/2（静注量に相当）
ハロペリドール（セレネース®）	2.5 mg/日から始め5〜20 mg/日，1/2〜4 A
メトクロプラミド（プリンペラン®注）	30〜80 mg，3〜8 A
スコポラミン（ハイスコ®）	0.5〜2.5 mg，1〜5 A
ミダゾラム（ドルミカム®）	10〜30 mg，1〜3 A
デキサメタゾン（デカドロン®）	2〜12 mg
アトロピン	0.5〜3 mg，1〜6 A
リドカイン（キシロカイン®）	500〜1,000 mg

3 持続皮下注による補液

　がん患者さんだけでなく，高齢者でも経口摂取が困難となり脱水に陥った場合，補液をする必要があります．このような患者さんではしばしば末梢静脈路が確保できません．かろうじて血管確保してもすぐに使用できない状態になります．あるいは体動で抜けてしまうことも少なくありません．このような症例では，以前は中心静脈（内頸静脈，鎖骨下静脈，大腿静脈など経由）にカテーテルを入れて血管確保をしました．この中心静脈カテーテルは合併症が多く出血，気胸，敗血症，静脈血栓症，空気塞栓などを起こすことがあります．高カロリー輸液をすると，浮腫を増強したり，高血糖や肝障害あるいは電解質異常を起こしたりすることがあります．しかもがんの終末期に高カロリー中心静脈栄養は推奨されません．このような症例では皮下注による補液を考慮してもよいでしょう．

3 皮下注の実際

　消毒を厳重に行い，麻薬（モルヒネ）以外は混注しないと書いている本もありますが，刺入部の皮膚は通常と同じアルコール綿で拭くだけで十分です．実際は抗菌薬，ステロイド，ビタミン剤，フロセミドなどを点滴ボトル内に入れることが可能です．

　翼状針も使えますが，針刺し予防の点で静脈留置用のプラスチック針18〜22Gを勧めます．以下に方法とポイント，注意点をあげます．

- 皮膚を少しつまみあげて，浅い角度で針を刺す
- 500〜1,000 mLの補液をする場合は24時間でゆっくり行うか，左右2カ所に針を刺して交互に入れる
- **1 mL/分 以下の速度で輸液する**
- 等浸透圧の生食が基本だが，1号液や維持液が使用されることもある
- 点滴速度を速くすると痛みを生ずるが，循環動態への影響は少ないので**肺水腫や輸液過剰を起こしにくい**
- 多くの場合，筋注適応の薬剤は皮下注に用いることが可能であるが，用法外使用に注意
- 経静脈投与の抗がん剤は決して皮下注しない
- 終末期医療としては多くの場合，維持液500 mL/日 程度で十分

- 浮腫がある場合は維持液量を減らす
- 輸液ラインから全身の感染症に発展する可能性が低い
- ラインが凝血し閉塞する可能性がほとんどないため，クランプを閉じるだけで中断できる
- 重症心不全や，出血傾向のある場合は勧められない
- 観察ができるように，透明なフィルムでドレッシングする

問題8 よくある皮下注の疑問について

Q1 皮下注は痛くないのですか？

A1 1 mL/時 以下（できれば0.5 mLまで）の持続皮下注で刺激の強くない薬剤投与であれば，問題なく使用できます．補液であれば必ず等張液を使用し1 mL/分 以下にします．

Q2 浮腫が増強しませんか？

A2 刺入部の局所は浮腫が増強しますが，全身の浮腫はその補液量が関与します．浮腫が強ければ，薬剤のみ持続皮下注することを勧めます．

Q3 静脈投与でなくても効果はあるのですか？

A3 経口投与ができない終末期に用いる薬剤は，ほとんど皮下注が可能です．その効果も満足できます．

Q4 穿刺は誰が行うのですか？

A4 もし自己抜針しても，誰でもすぐ行えるのが皮下注の魅力です．皮下注で緩和目的に用いる薬剤は持続投与が基本なので，主治医が来るまで待つようなことがないようにしましょう．

皮下注による補液の注意点

　末梢静脈や中心静脈からの輸液よりも簡単で安全かつ感染も少ないのですが，急速輸液が必要な場合や出血傾向がある症例には勧められません．皮下注の補液では点滴により生食，1/2生食などの等張液500 mLを半日な

いし1日で注入します．この点滴ボトル内に皮下注可能な薬剤（抗菌薬やオピオイドなど）を入れることができます．皮下注では点滴速度を速めても心血管系への負担はあまり変わらないのですが，刺入部位の痛みや浮腫を生じます．高齢者や終末期では維持液 500 mL/日 程度であっても多くの場合，血清電解質は最後まで正常域に保たれます．浮腫があるからといって利尿薬を連用すると電解質バランスが崩れます．浮腫がある場合は輸液を減らす方が負担は少ないでしょう．

輸液製剤は静脈内投与として承認されています．皮下注射薬として安全性と有効性が承認されていないため，皮下注による補液は説明と同意書が必要です．

蛇足の話 モルヒネの持続注入器を使う際の配慮

モルヒネ注を持続注入器でコントロールする場合，患者さんの目の前で注入器の『早送り』の操作を行うのは問題があります．患者さんが自殺を目的に『早送り』することがあるからです．このようなトラブルを防ぐためには PCA用の持続注入器を用いるのがよいでしょう．もし通常の持続注入器を用いる場合は患者さんから見えないように機械を操作するなどの配慮が必要です．

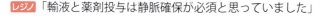

レジノ「輸液と薬剤投与は静脈確保が必須と思っていました」

沢村「そうだね．とくに救急では末梢の静脈確保が腕のみせどころだね」

レジノ「そうですね」

沢村「緩和の領域では安全で簡単に薬剤を投与することが大事なんだ」

レジノ「だから緩和病棟ではがん患者さんに皮下注をしているのですね」

沢村「その通り．今回のレッスンを理解できたようだね」

まとめ

- 持続皮下注は中心静脈カテーテル挿入や，静注，筋注にくらべ安全＆負担減
- 刺入部位や適した薬剤は要確認！
- 終末期の薬剤投与ルートとしては持続皮下注が簡便で望ましい

Part3 ●諸症状への対応

Lesson 14 厄介なせん妄に対応する

本レッスンでは，がん患者さんのせん妄を知り，対応策を考えてみましょう．

「せん妄は精神科の話ですよね」

「**精神科だけでなく一般診療でも大事**だよ．患者さんや家族だけでなく，医療者にとっても，問題になることが多いんだ．例えば，せん妄で不穏な患者さんの場合，ケア自体が大変なのに，暴れてけがをすると病院の管理責任を問われるからね」

レジノ「だけど，多くのがん患者さんは，末期はせん妄になるのでしょう」

沢村「そうだね．せん妄は家族に大きなショックを与えるだけでなく，医療者の治療方針に影響し（せん妄によって）安易なセデーション選択をしてしまうといわれている．だから，せん妄に対する適切な対応が大事なんだ」

レジノ「わかりました．臨床医にとって知っておかなければならない，せん妄のレッスンをお願いします」

1　せん妄の原因について

　せん妄は，軽度ないし中等度の意識障害の際に，幻覚・錯覚等の異常な行動を呈する状態です．比較的急速に出現し，1日のなかで，ある時はいつもと変わらないのに，ある時はありもしないことを口走って興奮するなど症状が変動します．

　重症の患者さんでなくても，せん妄は起こります．例えば尿閉や便秘,

眼鏡や補聴器を使用できなくて（感覚遮断）周囲との関係が保てない，不眠（睡眠遮断）が続くなどによって，せん妄が起こります．とくに感覚遮断と睡眠遮断は集中治療室（ICU）で多くみられ，ICU症候群と呼ばれることがあります．入院による環境変化は，せん妄を引き起こすきっかけになりやすく，高齢者の10〜30％（軽度を含めるとこれ以上！?）は入院中にせん妄を起こします．とくに大きな手術や検査のあとは，せん妄が起こりやすく，**手術・検査によるストレス，疼痛，麻酔薬，術後の鎮痛薬などが原因**になります．

　せん妄の原因に薬剤があります．服用している薬自体だけでなく，長期間使用していた薬の中止による離脱症状によって，せん妄が起こることもあります．オピオイド，鎮静薬，抗精神病薬，抗うつ薬，抗ヒスタミン薬，抗コリン薬，アンフェタミンなど多くの薬剤で，またベンゾジアゼピン系，バルビツール酸系，オピオイドの急な連用中止やアルコール依存の断酒によって，さらには血液中のカルシウム，ナトリウム，マグネシウムなどの電解質の異常や尿路感染症，肺炎，インフルエンザなどの感染症でもせん妄を起こします．これらの原因が除去されれば，せん妄は回復する可能性があります．通常急性に発症し，本人の病識や自覚は少なく，時間経過がわからず短期間に悪くなったり良くなったりします．回復しても，その間の記憶は不正確のことが多いようです．

2　せん妄について知っておきたい注意点

せん妄について知っておきたい注意点をまとめてみます．
- せん妄は誰にでも起こりうる精神症状である
  - → **精神病ではない**
- 高齢者では，せん妄を認知症と誤診されやすい
  - → **適切な診断とケアでせん妄は回復する**
- 不穏や興奮だけでなく寡動や意識水準の低下もせん妄
  - → **抑うつや拒絶と間違わない**
- がん患者さんでは薬剤（オピオイド，ステロイド，向精神薬など）が原因になることが多い
  - → **変更，減量，中止を考慮する**
- がん患者さんでは器質的原因も少なくない

→ 脳転移，肝不全，感染症など
- 全身状態の悪い場合は，せん妄の原因は多要因
  → **原因究明や治療は困難である**
- 終末期はがん以外の疾患であっても，多くの患者さんがせん妄を呈する
  → **終末期のせん妄では家族のケアを忘れない**

終末期ではない患者さんでは，せん妄と認知症や脳転移との鑑別は重要です．しかし，認知症の患者さんがせん妄を合併することは珍しいことではありません．せん妄であっても，認知症の症状が悪化したように見えることがあります．また脳転移の症状がオピオイドの副作用やせん妄と誤診され，診断が遅れることもあるので注意が必要です．

症例33 せん妄の本当の原因は？

38歳，胃がんの男性で，統合失調症の既往があります．胃全摘術後1週間目に発熱とともに急に興奮して暴れだし，看護師から「目つきがおかしい，幻覚がある」との報告がありました．予防的ドレーンは淡黄色でリークを認めませんでした．主治医は統合失調症の再発（既往があったため）と悪性高熱を疑いました．

Q 統合失調症の再発以外に考えなくてはいけないことは？

A 身体的要因によるせん妄も考慮しましょう．

この症例は，腹腔内膿瘍による敗血症が発熱の原因でした．予防的ドレーンが効いていなかったのです．CTガイド下のドレナージによって，敗血症は改善するとともに興奮や幻覚はなくなりました．つまり，敗血症によって引き起こされたせん妄でした．せん妄は意識障害の一種であり，身体的ケアが必要です．若い患者さんや精神疾患の既往のある場合，術後に急に興奮し暴れると精神疾患と断定され，原因疾患の治療が遅れやすいので注意しましょう．

「振戦せん妄」と「夜間せん妄」

私が医学生であった30年前の精神科での試験のヤマは「振戦せん妄」と「夜間せん妄」でした．

「振戦せん妄」はアルコール依存症で急に断酒した場合や体力が低下した

ときにみられ，アルコールの離脱性現象です．断酒後数日から1週間以内に現れ，身体的に粗大な振戦が目立つのでこの名称があります．発熱，発汗，頻脈などの自律神経症状を伴い，錯覚，幻覚（とくに動物幻視）が生じ興奮状態となります．術前アルコールを多飲していた患者さんが術後に発症することがあります．私の経験でも，アルコールを多飲していた患者さんにジアゼパム（セルシン®）やヒドロキシジン（アタラックス®）を投与したあと，急に振戦せん妄が起こったことがあります．このような患者さんに鎮静薬（マイナートランキライザー）を投与するときは注意が必要です．

「夜間せん妄」とは，昼間は正常であるが夜間にせん妄が現れることをいいます．せん妄は夜間に悪化しやすく，とりわけ高齢者（とくに認知症を伴う場合）に多いです．夜間の病棟は手薄になるので，夜間せん妄の患者さんがいると看護師の業務は大変になります．そのため看護師から，その患者の主治医であるということだけで理不尽にも嫌われることがあります．

3 せん妄の治療

1 原因となる身体疾患の治療とせん妄を助長する身体症状の改善

原因や誘因となった疾患の治療を行います．脱水・電解質異常や感染症，がんの悪化，手術，放射線治療，化学療法によって，せん妄になることがあります．個々への適切な対応によりせん妄が消失・軽減することがあります．

2 誘因となった薬剤を中止（減量）ないし変更

症状緩和のため，オピオイドをはじめとして向精神薬やステロイドを使用することが多いのですが，前述の通りこれらの薬はしばしば，せん妄の原因になります．中止することが可能であれば，せん妄が改善することもあります．ただし，症状緩和のために，どうしても中止できないこともあります．詳細に検討し，**減量や他の薬への変更（例えばオピオイドローテーション）**を考慮しましょう．

3 睡眠と覚醒のサイクルを改善する

身体症状が悪い場合や認知症では不眠症のために睡眠薬が処方されますが，せん妄の誘因となることがあります．とくにベンゾジアゼピン系睡眠薬はせん妄を起こしやすいので，非ベンゾジアゼピン系やメラトニン受容

体作動薬（ロゼレム®）に変更してもよいでしょう．

せん妄は，夜間に悪化し日中には消退するので睡眠・覚醒のサイクルが障害されます．**睡眠・覚醒の障害を是正すると，せん妄の症状は改善されます**．

4 環境を整える

落ち着けるような環境を保ち，医療者や家族は患者を安心させることが重要です．時間や場所の感覚が戻る手助けと，適度な接触はよいとされています．メガネや補聴器を装着している人であれば装着させ，時計やカレンダーをそばに置き，時間の流れを認識させることで患者さんの落ち着きを取り戻します．家族と接触する方が，せん妄を軽減させます．

患者さんが異常に興奮し幻覚が起きている場合は，患者自身や介護者を傷つけないような対策，つまり拘束する処置が必要になることもあります．しかし，拘束によって興奮が増大することが多く，できるだけ早く中止することが必要です．忙しい医療現場では，せん妄を不穏な状態として安易に抑制や行動制限することになりやすいので，病棟のカンファレンスなどで各々スタッフが，せん妄について理解し適切な対応をとることが望まれます．

5 薬物療法

せん妄の症状緩和に抗精神病薬が使用されます．かつては（今も？）メージャートランキライザーのハロペリドール（セレネース®）が第一選択でした．不穏，幻覚などの興奮に有効性が高い薬で経口だけでなく注射薬もあります．クロルプロマジン（ウインタミン®）も使用されますが急速に静脈注射を行うと血圧低下をきたします．注射は局所の刺激が強いので注意が必要です．

最近，**抗精神病薬としては錐体外路系の副作用の少ない第2世代抗精神病薬（リスペリドン：リスパダール®，クエチアピン：セロクエル®，オランザピン：ジプレキサ®など）が主流になりつつあり，実際せん妄にも使用（適用外使用）され効果をあげています**．しかし認知症に対する使用は，死亡率を上昇させる可能性があるとの警告もあり注意が必要です．またクエチアピン，オランザピンは**糖尿病の患者さんに禁忌**です．

夜間の不眠や独語には**抗うつ薬のミアンセリン（テトラミド®）も有効ですが適用外使用**になります．抗不安薬や睡眠薬は，**一時的に改善してもあとでさらに悪化する**ことがあるので，その使用には注意が必要です．

　がんにかかわらず，せん妄のある入院患者さんは，死亡を含む入院中の合併症を起こす割合が，せん妄のない入院患者さんよりも10倍も高くなります．全身状態が良好ながん患者さんでは，せん妄があっても正常に戻りやすいので積極的に治療しましょう．せん妄を放置すれば入院期間が長引いて在宅も困難になります．残された時間をせん妄のために費やすことがないようにしましょう．

　死前期でのせん妄のケアは，患者さん自身というよりも，家族や医療者の心のケアのうえで重要です．せん妄がひどい場合は，鎮静を考慮することも必要になってきます．

6　認知症とせん妄

　高齢化に伴って認知症のがん患者さんは増加しています．認知症に伴う精神症状がケア上，問題になります．とくに，せん妄は何かとトラブルが生じやすいので向精神薬を処方せざるをえないことが多いので，使用時の留意点を記載します．

- 認知症患者の，せん妄に抗精神病薬を使用するのは適用外使用であり，死亡率が高くなることがある
- 血栓・塞栓症の発症リスクがある
- 向精神薬そのものがせん妄の原因となる

　実際の臨床では家族に上記を説明し，それでも処方せざるをえない旨を伝えれば多くの場合，せん妄のトラブルが医療者だけでなく家族にとっても大変なので，ほとんどの家族は了承されるでしょう．

レジノ「今回のレッスンは，せん妄の話でしたね」

沢村「そう，臨床の場でいろいろな面でトラブルになりやすいのが，せん妄だね」

レジノ「がん診療だけでなく，一般臨床でも役立つ内容でした」

沢村「そうだね．せん妄のケアが十分できれば，看護師さんから感謝され病棟のヒーローになれると思うよ」

レジノ「今回のレッスンで救急やICUでヒーローになれそうです」

沢村「その通り‼がんばれ」

まとめ

- せん妄とは何か，正確な知識をもつ
- せん妄の状態そのものではなく，患者さんの全身状態の改善を図る，という視点で考える

Part3 ●諸症状への対応

Lesson 15 救急でがん患者さんに出会うとき

本レッスンでは，救急でがん患者さんに出会ったときの対応を学びましょう．

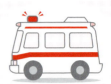

沢村先生「レジノ君，oncologic emergency について知っているかな？」

研修医レジノ「腫瘍学の緊急対応ですよね．あまり耳にしませんが」

沢村「救急外来に来られた患者さんのなかに，腫瘍が原因で緊急に対応しないといけなかった症例はあったはずだよ」

レジノ「そういえば，呼吸困難が主訴で来られた患者さんが，実は悪性中皮腫の胸水貯留だったことがありました．それから，急速増大した甲状腺腫で窒息した女性や，肝がんの破裂でショックに陥った患者さん．あっそうだ，肺がんの患者さんが脊椎転移のため脊損になってステロイド投与と放射線治療をしたこともありました」

沢村「よく憶えているね」

レジノ「腫瘍って慢性の疾患ですよね．実は，救急外来に（がん患者さんが）来ないという先入観があって，誤診したので印象に残っているんです」（頭を掻いている）

沢村「それじゃ，もっと前にレッスンすべきだったね．今からでも，すぐ始めよう」

oncologic emergency に対応する

　通常，がんは緩徐に進行しますが，発生部位や増殖の程度によって急速に病態が変化し，緊急に対応しなければならない場合があります．これを

oncologic emergencyといいます．大量出血，循環不全，呼吸不全，神経障害などが急速に出現し，すぐ対応しなければ致命的になります．がんの最初の症状として救急外来に来院することもあるので救急医であっても遭遇する疾患です．

1 出血

　救急で出血を主訴に来院されるがんの患者さんは，他の医療機関で診断や治療がなされていることが多いので診断に困ることはあまりないでしょう．しかし，稀に大量出血ががんの初発症状のこともあるので注意が必要です．

腫瘍からの出血：手術が可能であれば切除，できないときは動脈塞栓術
大血管浸潤による出血：致命的で救命は困難．止血できても予後は期待できない
がんによるDIC（disseminated intravascular coagulation：播種性血管内凝固）：DICの治療を行うとともにがんに対して化学療法を行う．抗がん剤の感受性によって予後は規定される

2 循環不全

　初発症状として循環不全で救急外来に来られることは少ないのですが，がん性心膜炎による心タンポナーデや，進行の早い腫瘍による**上大静脈症候群**では緊急を要します．

　また，副腎へのがん転移や出血によって突然，**急性副腎不全**を起こすこともあります．

　肝がんなどで門脈塞栓が起きれば容態は急変し，**急性肝不全**となり重篤な状態になります．

心タンポナーデ：ドレナージを行う
上大静脈症候群：腫瘍の病理診断を行い放射線治療と抗がん剤，ステロイド投与を早急に行う
急性副腎不全：ショック対策と糖質コルチコイドを投与
門脈塞栓：可能であれば塞栓除去

3 呼吸不全

　良性腫瘍であっても急速に増大し気道を圧迫すれば窒息します．甲状腺腫瘍，胸腺腫瘍，胎児性がん，肺がんなどが気道狭窄をきたします．

　気道内の腫瘍では小さくても気道を閉塞します．気管支鏡をしないと診断は難しいでしょう．

　腫瘍の気道内への破裂や出血は，気道の閉塞と肺炎を合併し，重篤な状態に急変します．

　気道狭窄や閉塞：まず気道の確保が優先．原因の検索，そして腫瘍に則した治療

　肺炎，気胸，膿胸，胸水貯留：腫瘍に随伴した症状．それぞれの治療を行う

4 神経障害

　脊髄や脳の障害は患者さんのQOLを著しく低下させます．適切な対応が不可欠です．「もう，どうしようもない」と諦めてはいけません．転移がんによる脊髄腫瘍であっても，脊髄損傷が可逆的な時期に放射線治療や化学療法，場合によっては手術を考慮します．もし麻痺が出現すれば早急に大量のステロイド投与と果糖濃グリセリン（グリセオール®）の点滴を行い，放射線治療（症例によっては手術）を追加します．

　脊髄圧迫：放射線治療が第一選択．余命が6カ月以上あれば手術も考慮

　脳転移：症状があれば早急に対応．生命予後と転移巣の大きさ，個数そして部位を考慮し治療法を決定

5 消化管の閉塞や穿孔

　急性腹症における鑑別診断の1つになります．イレウスは腫瘍の増大や腸重積などで生じます．その場合は腹部CTや腹部エコーが診断に役立ちます．初発症状として穿孔による腹膜炎をきたす消化器がんは多くありません．多くの患者さんは，腹部痛や不定愁訴の既往があるか，消化器がんの治療中に急変して発症します．

穿孔部位の術前診断の難しさ

　穿孔性腹膜炎に関して注意すべきことは，疼痛部位が必ずしも穿孔部位と一致しないことです．上腹部痛が強いので胃穿孔と思っても，直腸がんの穿

孔のこともあります．術前血液検査での白血球減少は予後不良のサインです．
　がんの穿孔症例では周囲の組織やリンパ節の炎症性変化が強いです．そのため，手術時のがんの拡がりについては肉眼所見が当てになりません．過大手術にならないように，しかしできればがんを残さない切除が望まれます．これって意外と難しいのですが…．

6 尿路閉塞

　尿管へのがん浸潤により腎後性の腎不全が起きれば，緊急の処置が必要です．尿管ステントとしてD-Jカテーテルを留置したり，エコー下穿刺による腎瘻増設術が行われます．

7 高カルシウム血症

　がん患者さんが急に全身倦怠，筋力低下，口渇，多飲多尿，精神症状を訴えた場合，必ず高カルシウム血症を疑いましょう．心電図でQTの短縮があれば確実です．
　血清カルシウム濃度が14 mg/dL以上であれば緊急に対応しなければなりません．脱水とカルシウム再吸収抑制のため生理食塩水を中心とした大量の輸液が必要です．そしてフロセミド（ラシックス®），エルカトニン（エルシトニン®），パミドロン酸（アレディア®）あるいはゾレドロン酸（ゾメタ®），抗RANKLモノクローナル抗体（デノスマブ：ランマーク®），ステロイドの投与を行います．

症例34　呼吸困難のoncologic emergency

　元来健康で，大きな病気の既往はない28歳の男性．突然の呼吸困難で救急外来に来院しました．胸部CTにて頸部から前縦隔に大きな腫瘍を認め，気管は狭窄しており上大静脈は閉塞していました．両肺に多発肺転移と胸膜転移を認めました．酸素投与にて呼吸困難は軽減しています．検査結果ではAFP（α-フェトプロテイン）とLDHの高値を認めました．

Q　この患者さんの今後の方針で最も正しいのは？

①悪性腫瘍のⅣ期で，いわゆるがんの末期なのでホスピスを紹介
②モルヒネを開始し症状緩和としてステントを行う

③酸素投与にて症状が軽減したので在宅酸素療法を行う
④早急に生検による病理診断を行うとともに，化学療法等を開始する

A ④：できるだけ早く生検・治療を行います．

この症例の病理診断は胎児性がん（embryonal carcinoma）でした．化学療法を中心とした集学的治療が著効し，気管の狭窄は改善し呼吸困難はなくなりました．「多発転移や巨大な腫瘍」イコール「がん末期で治療不可」と同義ではありません．この症例のように早急に診断を行い，がんの種類によっては積極的な治療を行うこともあります．腫瘍学は日進月歩です．治療方針も変化しています．その進歩に取り残されないことが重要です．

◆　　　　◆　　　　◆

レジノ 「救急外来でもoncologic emergencyを知っていないとダメなんですね」

沢村 「そうだね．救急医も腫瘍学についての知識は必要だね」

レジノ 「このような患者さんは予後が悪いんですよね」

沢村 「腫瘍によっては長期予後が期待できることもあるよ．もちろん大部分は予後不良だが，**適切に対応することにより（患者さんの）残された期間のクオリティーは違ったものになるね**」

レジノ 「わかりました．先生！ 次は最終のレッスンですか？」

沢村 「そうだよ．次回はファイナルレッスンだ．レジノ君も最後までがんばってね」

まとめ

- 救急にがん患者さんは来ないという思い込みを捨てる
- 他疾患と同様の症状を呈するため，誤診しやすい．要注意
- 適切な処置で後のQOLが向上する場合アリ

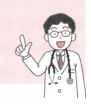

Part 4

ファイナルレッスン

Lesson **16** 死の話をしてみよう ……………………………… 168

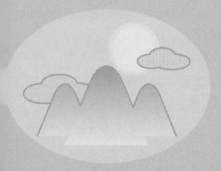

Part 4 ●ファイナルレッスン

Lesson 16 死の話をしてみよう

今回のレッスンは医学というより死生学かもしれません．いままでの講義とは少し異なります．答えのはっきりしない正解のないレッスンです．しかし必ず知っておいてほしい内容です．

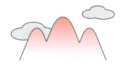

研修医レジノ「今回はさ・い・ご（最後）のレッスンですね」

沢村先生「そう，最期つまり死の話です．僕の知る限り，有名な死の研究者や宗教家であっても，自分自身や家族の死はそう簡単に受け入れられない」

レジノ「ホスピスを受け入れないがん末期の患者さんも多いです．やはりホスピスに死のイメージがあるからですね．それに患者さん自身がよくても家族が嫌がる場合も多いですし，その逆もありました」

沢村「それは**イメージというより死の受容の問題**なんだ．ここ十年で，急速な高齢化と多死社会の到来で，死に対する考えは大きく変化している．以前はタブーであった終活（最期の迎え方や葬式・墓をどうするか）をTVで特集する時代になったからね．死を受容し自分らしくこの世を去っていく，これは健全な死生観だと僕は思っているよ」

1 死について考える

1 死の話を避けないこと

　一般の社会では死の話は忌み嫌われ，タブー視されています．多くの学校で死について教えることや，家庭で話がなされることもあまりないのが現状でしょう．しかし，昭和の前半までは日本の大部分の地域で，家族に見守られて畳の上で死ぬことが当たり前でした．死後は（地域の）隣人の

協力で葬式が行われていました．つまり死は個人の問題だけでなく，地域で支えあう事柄でした（村八分であっても火事と葬式は協力する！）．死は忌むべきものですが生活の一部で身近なものでした．

昭和の後半から都市への集中化や核家族の増加そして健康保険制度の充実により，病院で亡くなることが当たり前になり，家で看取られることは少なくなりました．葬式も地域で支えることが減り，葬儀社に依頼するようになりました．そのため，多くの人にとって死は非日常的なエピソードのように感じられるようになりました．平成になり，急速な高齢化と多死社会が到来しました．死は身近な出来事になり，死に対する考えは大きく変化しています．年配者の間では，最期の迎え方や葬式・墓・財産をどうするかなどの「終活」がブームになりつつあります．

最期を健全に迎えるためには，予期悲嘆をはじめ，死を身近なものとして語り合えなければなりません．そして，その人の人生観（死は人生の最終到達点）を大事にした心のケアが望まれます．ですから**質の高い緩和医療を行うためには死の話は避けて通れない**のです．

2 死亡率100％，罹患率100％

医学に絶対はないのですが，これだけは言えます．最終的には人間の死亡率は100％です．必ず死に罹患するので罹患率も100％です．

◆ 大昔からの死

寝たきり老人のいない国がありました．すばらしいユートピアと思って調べてみると，寝たきりになればすぐに死んでいたからでした．理想郷かどうかは別にして，これが大部分の生物の自然な姿かもしれません．そして人類も19世紀以前は，寝たきり＝死でした．このような考えは現在でも多くのひとが本質的にもっています．ぽっくり寺の繁盛や「他人に迷惑かけずにすっと逝きたい」と思っているひとは意外と多いのです．『人』として生き『人』として死にたい．この延長上に尊厳死があります．尊厳死の是非については述べません．しかし最も大事なことは，いつの世であっても患者さんは**『絶命する最期の一瞬まで尊厳をもって自分に接してほしい』**と望んでいる，ということです．

● 脳死

なんといっても医学の発達によって出現した死の形態です．そして臓器移植や医療費節減の問題がなければ，脳死を人の死とする必要はなかったでしょう．『大昔からの死』を受け入れる人には容易に甘受できる死ですが，次の『生物としての死』しか受け入れない人には認められない死なのかもしれません．

● 生物としての死

従来の医療上の死です．心停止，呼吸停止，瞳孔散大をもって死の宣告がなされていました．誰にでも受け入れられる死と思われます．

2 知っておきたい死別のケア

死後の世界はどうなっているのでしょうか？ 誰にもわからないことです．死の専門家である精神科医エリザベス・キューブラー・ロス（Elisabeth Kübler-Ross, 1926〜2004）であっても，この問題で霊媒師に惑わされた事実があります．

知性や理性で死を理解することと，実際に死別を経験することは全く別のものです．死の受容は，すこぶるプライベートで感情や情動が複雑にからむのです．とくに愛すべき人（愛犬などのペットも含む）や子供の喪失は筆舌に尽くし難い悲しみです．

1 悲嘆のプロセス

通常の緩和医療の診療では予期悲嘆からはじまります．つまり，医師から「治る可能性がなく希望をもてない」悪い知らせをうけた衝撃からはじまります．程度の差はありますが，空白感・否認・パニックを起こし深い悲しみ・怒り・不公平感・罪悪感をもちます．医療者に敵意をもったり，病気に対する空想や共感性の症状（胸が苦しくなったりすること）が起きたりするかもしれません．孤独感・うつ・無力感・自責や恨みも生じます．そして，このような感情の嵐はくり返されながら受容されていきます．事故死・自殺・急死では予期悲嘆がないので，喪失に対する悲嘆は病的になりやすいので留意しましょう．

臨終時の家族ケアは喪失の受容に大きく影響を与えます．医療者にとってもストレスの多い場面ですが適切なケアを行いましょう．

2 予期悲嘆のケア

悲嘆は喪失に対する正常な反応過程です．とくに家族が患者さんの亡くなったときを想定して嘆き悲しむことを**予期悲嘆**といいます．さまざまな感情に襲われ，怒りや周囲の人を恨んだり自分自身を責めたりする気持ちが起きます．号泣，うめき，悔やみも自然な悲嘆反応です．こころゆくまで泣かせてあげるべきでしょう．「そう思うのはとても自然なことなのです」「あなたの感情は異常ではありません」と説明して安心させましょう．予期悲嘆をのりこえた家族は，やがてくる死別の悲嘆も順調に経過します．

健全な悲嘆を迎えるには，家族に患者さんのそばに付き添っていただき，しっかり現状をみてもらうことが必要です．「非常につらいことですが，残り時間があまりありません．心の準備が必要なようです」といった言葉がけで家族の死に対する受容が進みます．「お疲れになったでしょう，少し休まれたらいかがですか？」など看病疲れにも配慮しましょう．

また家族のなかで高齢者，病人そして子供には，患者さんが末期の状態であることを故意に知らせないことが多いのですが，たとえ悲しくても心の準備のために患者さんの死が近いことを伝えた方がよいでしょう．

終末期で衰弱し心肺停止になったときには，蘇生術を施さないのが一般的になっていますが，家族とあらかじめ十分に話し合っておきましょう．この話し合いが死の受容に役立つことも多いのです．

3 臨終時の家族ケア

非常に苦しみながら亡くなる患者さんを看取ることは，残された家族にとって耐え難いことです．安らかな死を迎えることは，家族（もちろん医療者にとっても）が患者さんの死を受容するためにも重要です．患者さんが呼びかけに応じなくなると家族はどうしてよいかわからなくなります．何もしないで患者さんのそばにいることはとてもつらいことです．「身体にふれてあげて下さい．ときどき，声をかけて下さい．最期まで患者さんはわかっていますから」と家族にできることを伝えましょう．**看取りは家族が主役なのです**．それをサポートすることが臨終時のケアです．

死期が近付くと，ゼイゼイという死前喘鳴や努力呼吸などが起こります．

家族だけでなく医療者にとっても不安や不快感を与えます．家族に（未熟な医療者にも），見た目は苦しいように見えるが実は苦しくないこと，そして誰もが通る道であることを説明します．「病状が進むと誰もがこのような息づかいになります．見ていてこちらが苦しくなりますが，患者さんは苦しくありませんから安心されていいですよ」と感情を共有しながら話をしましょう．

4 間違いだらけの死別体験の常識

死別体験には多くの間違った常識があります．そして遺族はこの間違った考えで苦しみます．

× **死別について考えない，亡くなった人の話をしない方が苦しみは少ない**
「（家族を）失ったことについて考えない方がよい．もう忘れなさい」とよく言われますが，**無理に喪失体験を忘れようとすると，逆に悲嘆のプロセスを正常に歩めなくなります**．むしろ故人の話をする方が有益です．

× **怒りや恨みを感じたり，自分を責めるのはおかしい**
死んだ人を恨んだり，医療者を恨んだり，あるいは自分を責めたりするのは悪いことで異常だとする考えです．しかし，そういった情動は悲嘆のプロセスとしては通らなくてはならないもので，一時的であれば普通のことです．**周囲の人（とくに医療者）は遺族が怒りの表現をしたときに，これは怒っているのでなく悲嘆だと受け止めて冷静な対応が必要です**．

× **どんなに泣いて悲しんでも仕方がない**
感情の表出として，泣いたり叫んだりすることは悲嘆のプロセスです．感情を表出し，泣いたあとはたいてい気分がすっきりします．そして，**つらく苦しい状況から立ち直るきっかけになります**．

× **悲嘆は1年も経てば時が解決する**
死別後1年も経って嘆いていると周囲は「いつまで悲しんでいるんだ」と思うし「もう諦めなさい」と言うかもしれません．しかし**悲嘆のプロセスにはその人固有の期間が必要**です．2年悲しんでも3年悲しんでも，その人にとって必要な悲しみの期間です．決して短い方がよいとはいえません．**とくに1カ月以内で元気になってしまう人は，病的悲嘆に陥る危険性が高いともいえます**．

× **子供に死を知らせない**
可哀想なので，子供に親の死を知らせたくないものです．しかし，子供

にとって親が突然に亡くなるのです．その説明がないと子供の精神に障害が起きます．子供が理解できる直截な言葉で「あなたのお父さん（あるいはお母さん）は死んだ」と伝えましょう．**末期になった時点で（できれば両親から）「もうすぐお父さん（あるいはお母さん）は死ぬかもしれない．どんなことになってもあなたを愛しているよ」と知らせる方が，子供であっても死を受け入れやすいでしょう．**子供は死別後すぐに新しい関係を形成します．大人達の悲嘆とは歩調が合わないので注意しましょう．

✕ お酒は悲嘆のつらさを和らげる

古今東西，アルコールは悲嘆を緩和すると思われています．しかし，アルコールを**飲めば飲むほど自責の念が強くなります**．またアルコールの過飲は社会生活のトラブルになりやすく，家族や友人の非難や拒絶につながります．**アルコール依存症に陥る危険性もある**ので，お酒で悲嘆を緩和するのは推奨できません．

3 医療における死の問題点

死自体はプライベートそのものです．しかし死後は一変してきわめて『公的』になります．死亡診断あるいは検案からはじまり，異状死であれば法医学や司法が介入します．もし医療過誤であれば，病院全体の問題となり，担当医師が警察や検察により追求されるかもしれません．医師として知っておきたい異状死と安楽死について述べます．

1 異状死について

医師法第21条に「**医師は，死体または妊娠4カ月以上の死産児を検案して異状があると認めたときは，24時間以内に所轄警察署に届け出なければならない**」とされています．病気になり診療を受け，診断されている病気で死亡することは『通常の死』です．これ以外は異状死なのでしょうか？

◆ 異状死とは
- 外因死およびその疑い
- 外因による傷害の併発症や後遺傷害による死亡およびその疑いによる死亡
- 死因が明らかでない死亡

- 診療行為に関連した予期しない死亡，およびその疑いがあるもの

「診療行為に関連した予期しない死亡，およびその疑いがあるもの」について法医学会と臨床医とではその判断に違いがあります．

2 診療行為に関連した異状死〜各団体の見解を比較

日本法医学会のガイドライン*

本ガイドライン中における「異状死」は，診療行為に関連した予期しない死亡およびその疑いがあるものすべてを意味しています．この場合，診療行為の過誤か過失の有無を問いません．つまり注射・麻酔・手術・検査・分娩などあらゆる診療行為中，または診療行為の比較的直後における予期しない死亡も異状死とする考えです．

- 診療行為自体が関与している可能性のある死亡
- 診療行為中または比較的直後の急死で，死因が不明の場合
- 診療行為の過誤や過失の有無を問わない

外科関連学会協議会**

2002年の日本外科学会は「医師法第21条の趣旨は，犯罪捜査への協力にあり，死体または死産児に異状が認められる場合には，犯罪の痕跡を止めている場合があるので，司法警察上の便宜のためにそれらの異状を発見した場合の届け出義務を規定したものである．したがって，診療行為に関連して患者死亡が生じた場合の届け出の問題を，同条の規定をもって解決しようとすることには本質的な無理があると考えられる」「十分なインフォームド・コンセントのうえで行われた外科手術の結果，予期された合併症によってやむを得ず患者が死亡したことが明らかであるならば異状死に該当しない」との考えでした．

- 十分な説明と同意を得て行われた外科手術で予期された合併症による死亡は届け出の必要はない
- 診療行為中の，合理的な説明ができない予期しない死亡，および，その疑いがあるものは異状死としてよい
- 診療行為の合併症として予期される死亡は異状死ではない
- 医療事故の届け出については事件性のあるものは警察へ届け出る
- 医療過誤の疑いには新しい専門的な中立機関の創設が必要である

外科学会の提言は実際の臨床診療に沿っています．従来，合併症による

死亡は「異状死」ではなかったからです．犯罪性のある死，あきらかな医療過誤を「異状死」として扱っていました．もし法医学会のガイドラインに従って警察署へ届け出て，刑事事件として捜査されるのであれば（法医学者の意見では医師法第21条による担当医師の所轄警察署への届け出と刑事捜査は別物であるが）遺族や社会の誤解を生み混乱が起きることを臨床医は危惧しました．

［参考文献］
＊）日本法医学会：「異状死ガイドライン」．日本法医学雑誌，48：357-358，1994
＊＊）外科関連学会協議会：「診療行為に関連した患者の死亡・傷害の報告」についてのガイドラインに関する安全管理委員会・ガイドライン作成小委員会報告，2002

◆ 国立大学附属病院長会議の届け出についての見解
- 過誤の存在が明白で患者が死亡，または患者に重大な傷害を与えたケースは届け出る
- 過誤と重大な結果との間に明らかな因果関係がない場合にはこの限りではない

◆ 厚生労働省リスクマネージメントマニュアル作成指針
- 医療過誤によって死亡または傷害が発生した場合，またはその疑いがある場合には，施設長は速やかに所轄警察署へ届け出る
- 警察へ届け出るにあたっては，原則として事前に患者および家族へ説明を行う

◆ 法律界の意見
検察官：病死および自然死以外はすべて届け出が必要（法医学会と同じ）
弁護士：医師の医療過誤によって死亡した場合であっても，その医師が医療過誤を届け出する義務はないとの意見（何人も自分に不利になることを黙秘する権利がある）あり．しかし医師法第21条により『死体または死産児に異状を発見した事実を届け出る義務』はあると考えられる

◆ 議論の現状と今後の展望
明確な刑事事件ではない医療関連死症例の死因解明のために第三者機関の設置が，四学会（内科，外科，病理，法医）合同ワーキンググループおよび厚生労働省で進められています．これは医療関連死（異状死）につい

ては，警察への一律届出ではなく，当面事件性がないと考えられる医療関連死症例に対しては第三者機関を設置して死因の究明にあたり，そしてその内容を医療の向上に反映させる動きです．2015年現在，医療安全調査委員会（仮称）が厚生労働省主導で進められていますが，いまだ混沌としている状態です．問題点は，刑事上の医療者の免責や裁判での報告書の利用について医療関係者と法律関係者そして患者側の意見や主張が大きく異なっていることです．当事者の医療者に（民事だけでなく，刑事や行政処分も）免責がないと真実の解明が難しいのは自明です．日本では医療事故であっても医療者に対して業務上過失（傷害）致死を適用して立件される傾向があります．このまま進行すれば実際の業務は形式的になってしまうか，「正直者の医療者が損をする」システムになる可能性が高いでしょう．

医療は本来，「不確実で加害することがありうる」業務であるということが忘れられています．とにかく優秀で良心的な医療者が，やる気をなくしたり不利益を被らないような法律や運営になってほしいと思っています．

3 安楽死の問題

安楽死とは，苦しい生ないし意味のない生から患者を解放するという目的のもとに，意図的に達成された死，ないしその目的を達成するために意図的に行われる「死なせる」行為です．

つまり具体的には，安楽死とは，苦痛を訴える末期患者の求めに応じて，医師その他の人が注射などの積極的な方法を用いて，患者さんを死に至らしめることです．現行の刑法上では，**安楽死は，殺人罪または嘱託殺人罪（あるいは自殺幇助罪）として処罰**されます．状況によっては無罪となる場合もありますが犯罪として扱われています．

適切な緩和医療によって，末期患者の苦痛の軽減が可能になっています．耐え難い苦痛からの解放が安楽死を求める大きな理由でしたが，緩和医療における症状コントロールを十分行えば，この理由による安楽死の必要性は少ないでしょう．日本安楽死協会も1983年に日本尊厳死協会と名称を改め，従来の積極的安楽死から尊厳のある死を求めた消極的安楽死，つまり**「尊厳死の宣言書」としてのリビング・ウィル（延命治療に対する態度をあらかじめ意志表示する要望書）**の登録・普及を図る活動を行っています．

これは自然死を望む自己決定を尊重する考えです．自己決定の点からすれば，生命維持装置の取り外しなどのいわゆる消極的安楽死と，塩化カリ

ウムの静注などの積極的行為による積極的安楽死とは，本質的に違いがなく，程度の差とも考えられます．自己決定による自然死を認めるのであれば，本人の意思にもとづく安楽死を認めてもよいという意見もあります．しかし英国医師会の公示のように「**患者には治療を拒否する権利はあるが，医師が行ってはいけない行為を求める権利はない**．医師が患者の生命を終焉させるために，積極的に介入することは，医師が行ってはいけない行為に属する」のです．下記に名古屋高裁とオランダ最高裁判所の安楽死の基準を記します．

参考

名古屋高等裁判所の昭和37年12月22日判決

安楽死を合法と認めるための要件として①病者が現代医学の知識と技術からみて不治の病に冒され，しかもその**死が目前に迫っていること**．②病者の苦痛が甚だしく，何人も真にこれを見るに忍びない程度のこと．③もっぱら**病者の死苦の緩和の目的**でなされたこと．④病者の意識がなお明瞭であって意思を表明できる場合には，**本人の真摯な嘱託または承諾**のあること．⑤**医師の手によること**を本則とし，これにより得ない場合には医師により得ないとするに足る特別な事情があること．⑥その方法が倫理的にも妥当なものとして容認しうること．

オランダ最高裁判所の1984年安楽死の基準

①**唯一患者が求めているもの**でなければならない．そして，その要求は，患者が完全に**自由な意思にもとづいて自己決定したもの**でなければならない．②患者の安楽死の要求は，**十分に熟慮したもので，永続的かつ持続的**でなければならない．③患者は**改善する見込みがなく，耐え難い苦痛**を体験していなければならない．耐え難い苦痛には，身体的な苦痛ばかりでなく精神的な苦痛も含む．④安楽死は，**最後の手段**でなければならない．患者の苦痛を緩和する方法を追求した結果，安楽死のほかには方法がないことがわかっていなければならない．⑤安楽死は，医師によって実施されなければならない．**安楽死を実行する医師は，安楽死の経験があるもうひとりの医師に相談**しなければならない．

付：2001年オランダ安楽死法成立．2002年ベルギー安楽死法成立．2008年ルクセンブルグ安楽死法成立．2014年ベルギー子供の安楽死を認める法案成立．

4 医療者自身が気をつけるべき「死」の問題

　緩和医療では麻薬や向精神薬を多用します．医療用麻薬は，以前より緩和されたとはいえ，厳しい管理下におかれているので乱用は多くありません．向精神薬は『麻薬及び向精神薬取締法』で販売や譲渡が規制されています．しかし麻薬や覚醒剤のように所持や使用の禁止はありません．ペンタゾシン，ブプレノルフィン（レペタン®），そしてメチルフェニデート（リタリン®）や睡眠薬は病院から盗難や横流しで市中に流失し，ネットや闇市場で売買されるなど社会問題になっています．そのような薬剤が薬物依存や自殺目的のために使用されることも少なくありません．

　また医療者は身近に向精神薬があり，ストレスの多い職業なので乱用に陥りやすい環境にあります．悲しいことにそのような薬物によるトラブルも少なくありません．薬物乱用に手を染めている人では，事故死か自殺か判別しがたい最期を迎えることが多いので注意が必要です．

　予期しない患者さんの死（自殺）や同僚の自殺は医療チームに大きな精神的ダメージを与えます．自殺は連鎖しやすく，新たなトラブルを引き起こします．死だけでなく大きな事件のあとには，医療者のメンタルヘルスの面でも医療チームへのグリーフィングやケアが欠かせません．

　自殺未遂後の患者さんあるいは医療者には，必ず精神科等の専門医を受診させ再発予防をしなければなりません．社会的なサポートも不可欠です．決して自殺未遂者の対応を家族だけにまかせてはいけません．素人（家族）に対応できるほど簡単ではないからです．

　緩和医療の分野だけでなく臨床の場では異状な死と接することは少なくありません．各々の医療者が心の障害や社会的非難を受けないシステムが各病院管理者だけでなく，今後の医療行政に望まれます．

5 筆者の偏見に満ちた情報の収集法

1 インターネットからの情報収集

　最新のガイドラインはその関連学会のホームページにアクセスすれば容易に得ることができます．薬の情報は製薬会社のホームページにアクセスすれば添付文書がダウンロードできます．

世界中の有名な大学や病院にアクセスすることによって，その施設での**治療指針やマニュアルを検索することができます**．最新のエビデンスはネットの利用が最も早く容易に得られるでしょう．

問題点はその内容を十分，吟味する能力が読者にあるかどうかだと思います．本書はその理解や分析に少しでも役立ってほしいと思って作成しています．

2 SNSからの情報収集

ソーシャルネットワーキングサービス（SNS）による情報収集は，以前はなかったのですがネットの普及によって急速に拡大しています．色々な人に質問したり意見を聞くことができます．上手に利用すれば高度の知識や未知の経験を聞くことも可能です．問題点としては情報の質が担保できないこととSNS内のトラブル（いわゆる炎上）発生の危険があります．

3 緩和ケアチームからの情報収集

緩和ケアチーム内の勉強会や症例検討会は緩和医療の知識を高める絶好の場です．教えてもらうだけでなく，自ら他のスタッフによい情報を伝えるようにしましょう．

4 書籍からの情報収集

ネットでほとんど情報収集ができるのですが，ゆっくり読書をするのも悪くないと思います．お薦めは『トワイクロス先生のがん患者の症状マネジメント』（武田文和/監訳，医学書院，2010）です．内容は，近代ホスピス発祥の英国のSobell Houseで研究され実践されてきた緩和医療における合理的な考え方で，このようなよい教科書は文学のような感動を与えます．

拙著ですが『**わかる身につく医療コミュニケーションスキル**』（沢村敏郎，中島伸/著，メディカルレビュー社，2005），『**緩和ケアチームの立ち上げとマネジメント**』（後明郁男/編，南山堂，2008）なども読んでいただければ幸いです．

6 ファイナルレッスンを終えて

沢村「レジノ君，最終回までよく頑張ったね．今回のレッスンは難しい話だが一度は考えてほしい内容だね」

レジノ「死を考えることは文科系かなと思っていましたが…」

沢村「学問に文科系とか理科系なんてないんだよ．真理を追究する学問と応用する学問しかないんだ」

レジノ「エビデンスや経験，そしていろいろな学問の真理を応用するのが緩和医療なんですね」

沢村「その通り．それがわかればレジノ君も緩和レッスンを卒業だ」

レジノ「ありがとうございます．でも，もう一度読み直したい気もします」

沢村「そうなんだ．臨床の場で困ったときに，再度読めば新たな発見がきっとあるよ」

まとめ

- 死別のケアには，知っておくべきノウハウがある
- 答えのない問題だが，「安楽死」についても考えてみる
- 患者さんだけでなく医療者にとっても「死」に関与することはストレスである

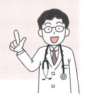

　皆様，全レッスンを講読していただきありがとうございました．少しでも日常診療にお役に立てば，筆者として本望です．

付録

緩和医療において知っておきたい薬一覧

付録 緩和医療において知っておきたい薬一覧

商品名	一般名	組成・剤形・容量*	他商品名
ア			
アクリノール	アクリノール水和物		
アシクロビル	アシクロビル		ゾビラックス, バルトレックス(プロドラッグ)
アスピリン	アスピリン(アセチルサリチル酸)	適応によって使用する容量が異なるので注意	バファリン, バイアスピリン
アズノール	アズレンスルホン酸ナトリウム水和物		ノズレン
アズノールST	アズレンスルホン酸ナトリウム水和物	徐放性挿入錠	参考：口内炎にはデスパ, ケナログ, アフタッチ, デキサルチン, サルコートも使用される
アセトアミノフェン	アセトアミノフェン	錠：200 mg, 300 mg 細粒は力価で処方すること(院外処方では, とくに力価を示すこと)	カロナール (参考：小児用坐剤のアルピニーとアンヒバもアセトアミノフェン)
アセリオ	アセトアミノフェン	静注：1,000 mg	
アトロピン	アトロピン硫酸塩水和物	末：98％以上 注：0.5 mg/1 mL	
アナペイン	ロピバカイン塩酸塩水和物		
アネキセート	フルマゼニル	注：0.5 mg/5 mL	
アブストラル	フェンタニルクエン酸塩	舌下錠：100 μg, 200 μg, 400 μg	
アヘン, アヘンチンキ	アヘン	散：10％, 液：100/v％	
アモキサン	アモキサピン	カプセル：10 mg, 25 mg, 50 mg 細粒：10％	
アモバン	ゾピクロン	錠：7.5 mg, 10 mg	
アラセナ-A	ビダラビン		
アルダクトンA	スピロノラクトン		
アレディア	パミドロン酸二ナトリウム水和物 (ビスホスホネート製剤)	静注：15 mg, 30 mg	
アレビアチン	フェニトイン	散：10％ 錠：25 mg, 100 mg 注：250 mg/5 mL	

*組成・剤形・容量については特記すべき事項のみを記載

特徴・注意点・禁忌など

黄色の色素系生体消毒薬．炎症性局所の消毒や湿布に用いられる

抗ウイルス薬．単純疱疹や帯状疱疹に効果あり．がん末期にヘルペスを併発することは多い．水疱性の発疹に疼痛を伴う場合はヘルペスを疑い，早期に治療を開始すること

非常に有名な非ステロイド抗炎症薬（NSAIDs）であるが，日本人では常用量でも消化器症状が強く，緩和医療で鎮痛薬として用いることはほとんどない．心血管系の持病をもつ患者さんに血液凝固阻止のために抗血小板薬として少量投与されていることが多いので注意が必要

消炎・創傷治癒促進作用を利用して咽頭炎，口内炎，舌炎に使用

咽頭炎，口内炎，舌炎，歯肉炎に使用

アニリン系鎮痛解熱薬．消化性潰瘍に禁忌となっているが，既往例に使用できる．最大使用量4,000 mg/日．しかし1,500 mg/日以上では定期的な肝機能検査を要す．肝障害に注意

経口アセトアミノフェンと同様最大使用量4,000 mg/日．1回300〜1,000 mgを15分かけて静脈内投与．体重50 kg未満では1回15 mg/kg以内で総量60 mg/kgまで

抗コリン作用．皮下注が可能．緑内障には禁忌

局所麻酔薬．長時間作用型．硬膜外麻酔，伝達麻酔に使用

ベンゾジアゼピン（BZ）系薬剤による鎮静の解除および呼吸抑制の改善．初回0.2 mg静注，以後0.1 mg追加

舌の下の奥に入れて自然に溶解．用量調節中，突出痛に対して効果不十分な場合は30分以降に1回だけ追加可能．至適用量決定後は，2時間以上の時間を空け，1日に4回まで使用可能

鎮痛・鎮静・呼吸抑制作用はモルヒネより弱く，腸管に対する作用は強い．激しい下痢に使用

三環系抗うつ薬．鎮痛補助薬に使用（適用外）

催眠鎮静薬．抗不安薬．非BZ系．短時間作用型

抗ウイルス薬．アシクロビル耐性の単純疱疹や，帯状疱疹に効果あり

K保持性利尿薬．悪性腫瘍に伴う浮腫・腹水に第一選択．同様の効果を示す注射薬にカンレノ酸カリウム（商品名：ソルダクトン）あり

悪性腫瘍による高Ca血症には30〜45 mgを4時間以上かけて点滴静注（1週間以上の間隔）．乳がんの溶骨性骨転移には90 mgを4時間以上かけて点滴静注（4週間間隔）

てんかん様痙攣発作に静脈内投与（生食ルートで50 mg/分を超えない）．注は静脈内投与のみ．がん性疼痛・ミオトニー症状に適用外使用

付録　緩和医療において知っておきたい薬一覧

商品名	一般名	組成・剤形・容量*	他商品名
アレンドロン酸	アレンドロン酸ナトリウム水和物（ビスホスフォネート製剤）		ボナロン，フォサマック，テイロック
アローゼン	センノシドA，B		プルゼニド
アンペック	モルヒネ塩酸塩水和物	注：10 mg/1 mL，50 mg/5 mL，200 mg/5 mL 坐剤：10 mg，20 mg，30 mg	
イ			
イーフェン	フェンタニルクエン酸塩	バッカル錠：50 μg，100 μg，200 μg，400 μg，600 μg，800 μg	
イメンド	アプレピタント	カプセル：80 mg，125 mg	
イレッサ	ゲフィチニブ		
インテバン	インドメタシン		イドメシン
インフリー	インドメタシンファルネシル		
ウ			
ウインタミン	クロルプロマジン塩酸塩		コントミン
エ			
SG	アセトアミノフェン・アリルイソプロピルアセチル尿素・イソプロピルアンチピリン・無水カフェイン		
エトドラク	エトドラク		ハイペン，オステラック
エピペン	アドレナリン	注：0.15 mg，0.3 mg	ボスミン，アドレナリン
アドレナリン	アドレナリン		
MSコンチン	モルヒネ硫酸塩水和物	錠（徐放錠）：10 mg，30 mg，60 mg	MSツワイスロン，モルペス
エリスロシン	エリスロマイシンステアリン酸塩		
エルシトニン	エルカトニン		
オ			
オキシコンチン	オキシコドン塩酸塩水和物	錠（徐放錠）：5 mg，10 mg，20 mg，40 mg	

特徴・注意点・禁忌など
悪性腫瘍による高Ca血症に適応
大腸刺激性下剤
アンペック坐剤が有名
上顎臼歯の歯茎と頬の間に入れて溶解．強オピオイド鎮痛薬を定時投与中における突出痛の鎮痛に1回50μgもしくは100μgから開始，1回800μgまで増量可能．効果不十分な場合は，投与後30分後以降に同一用量を1回追加投与できる．至適用量決定後は，4時間以上の間隔を空け1日に4回まで使用可能
制吐薬．悪心・嘔吐が生じる抗がん剤（シスプラチン等）にコルチコステロイドおよび5-HT3受容体拮抗型制吐薬と併用する．投与1日目は125 mgを，2日目以降は80 mgを1日1回経口投与し，化学療法のコースごとに投与期間は3日間を目安とする
分子標的治療薬．非小細胞肺がんに適用
NSAIDs
インドメタシンのプロドラッグ
抗精神病薬．鎮静に優れている．悪心・嘔吐，しゃっくりにも効果．静注は（添付文書上）適応なく急速静注によって血圧低下するので注意
ピロゾラン系薬とアセトアミノフェン，カフェイン他の合剤．ピリン系なのでピリン禁忌には不可．解熱・鎮痛に効果．かつてのセデスGの代替薬
NSAIDs．選択的COX-2阻害薬．1日2回投与
副腎髄質ホルモン．アナフィラキシー反応に使用．心蘇生に使用するカテコラミン
副腎髄質ホルモン．アドレナリン．心蘇生に使用．薄めて局所の止血にも使用
徐放性モルヒネ製剤．1日2回投与
抗菌薬であるが適用外使用として消化管の蠕動促進効果を有する
合成カルシトニン誘導体．高Ca血症には40単位を1日2回投与
1日2回投与

付録　緩和医療において知っておきたい薬一覧

商品名	一般名	組成・剤形・容量*	他商品名
オキノーム	オキシコドン塩酸塩水和物	散：2.5 mg，5 mg，10 mg，20 mg	
オキファスト	オキシコドン塩酸塩水和物	注：10 mg，50 mg	
オピアト	アトロピン硫酸塩水和物・アヘンアルカロイド塩酸塩	注	
オピスコ	アヘンアルカロイド塩酸塩・スコポラミン臭化水素酸塩水和物	皮下注	
オピスタン	ペチジン塩酸塩	原末 注：35 mg，50 mg	
オプソ	モルヒネ塩酸塩水和物	内服液：5 mg，10 mg	
オメプラール	オメプラゾール	錠：10 mg，20 mg 注：20 mg	オメプラゾン
カ			
カイトリル	グラニセトロン塩酸塩		
ガスコン	ジメチコン		
ガスター	ファモチジン		
ガストロゼピン	ピレンゼピン塩酸塩水和物		
ガスモチン	モサプリドクエン酸塩水和物		
カディアン	モルヒネ硫酸塩水和物	スティック粒：30 mg，60 mg，120 mg カプセル：20 mg，30 mg，60 mg	ピーガード
ガバペン	ガバペンチン	錠：200 mg，300 mg，400 mg シロップ：5％	
カロリールゼリー	ラクツロース		モニラック・シロップ，モニラック原末，ピアーレドライシロップ
カロナール	アセトアミノフェン		ピリナジン
キ			
キシロカイン	リドカイン		
ク			
グラン	フィルグラスチム		
グリセオール	果糖濃グリセリン		
クリノリル	スリンダク		
クロザリル	クロザピン	錠：25 mg，100 mg	

特徴・注意点・禁忌など
1日量の1/4〜1/8をレスキュー用に使用
持続静注・皮下注. レスキューにも使用可
アヘンアルカロイド塩酸塩20 mgとアトロピン硫酸塩水和物0.3 mgの合剤
アヘンアルカロイド塩酸塩40 mgとスコポラミン臭化水素酸塩水和物0.6 mgの合剤
鎮痛, 麻酔前投薬に使用するオピオイド. 平滑筋に対する鎮痙作用も有することから内臓痛にも有効
レスキュー用モルヒネ内服薬
プロトンポンプ阻害薬 (PPI). 用法については保険適用に注意
5HT3受容体拮抗制吐薬. 抗がん剤に伴う悪心・嘔吐に適応
消化管ガス消泡作用. 胃腸管内のガス起因の腹部症状に適応
H2受容体拮抗薬 (H2ブロッカー). 消化性潰瘍治療薬. 上部消化管出血に適応
抗ムスカリン性胃炎・消化性潰瘍治療薬. H2ブロッカー, PPIによる高ガストリン血症を予防
胃無力症, 便通異常に適応
スティック粒, カプセルともに徐放性. 1日1回投与
GABA (γ-アミノ酪酸) 誘導体の新しいタイプの抗てんかん薬. 神経障害性疼痛に使用 (適応外). 腎障害がある場合は減量 (血液透析患者では血液透析後200 mg/回)
緩下剤として使用
鎮痛解熱薬, アセトアミノフェン参照
局所麻酔のほか, 不整脈に適応. 静注. 局所用の規格があり過誤の多い薬剤. コントロールしにくいがん性疼痛にも使用できるが, 安全域が狭いので注意
顆粒球コロニー刺激因子 (G-CSF) 製剤. がん化学療法中の好中球減少症に適応
浸透圧利尿薬. 頭蓋内圧亢進・脳浮腫に適応
NSAIDs. プロドラッグで腎プロスタグランジン (PG) を抑制しない. 1日2回投与
多元受容体標的化抗精神病薬 (MARTA). 血糖上昇や無顆粒球減少症に注意

付録　緩和医療において知っておきたい薬一覧

商品名	一般名	組成・剤形・容量*	他商品名
ケ			
ケタラール	ケタミン塩酸塩	筋注：500 mg/10 mL 静注：50 mg/5 mL, 　　　200 mg/20 mL	
ケナログ	トリアムシノロンアセトニド	口腔用軟膏	アフタッチ（貼付剤）
コ			
コンスタン	アルプラゾラム	錠：0.4 mg, 0.8 mg	
コントミン	クロルプロマジン塩酸塩		ウインタミン
サ			
サイトテック	ミソプロストール	錠：100 μg, 200 μg	
サイレース	フルニトラゼパム	錠：1 mg, 2 mg 静注：2 mg	ロヒプノール
サインバルタ	デュロキセチン塩酸塩	カプセル：20 mg, 30 mg	
サレド	サリドマイド		
酸化マグネシウム	酸化マグネシウム	錠：250 mg, 330 mg, 500 mg 細粒：83％, 原末	
ザンタック	ラニチジン塩酸塩		
サンドスタチン	オクトレオチド塩酸塩		
シ			
ジアゼパム	ジアゼパム	錠：2 mg, 5 mg, 10 mg 注：5 mg, 10 mg	セルシン, ホリゾン
ジェイゾロフト	塩酸セルトラリン	錠：25 mg, 50 mg	
ジソペイン	モフェゾラク	錠：75 mg	
ジプレキサ	オランザピン	細粒：1％, 筋注：10 mg 錠：2.5 mg, 5 mg, 10 mg ザイディス錠：5 mg, 10 mg	
芍薬甘草湯（しゃくやくかんぞうとう）			
新レシカルボン	炭酸水素ナトリウム・無水リン酸二水素ナトリウム	坐剤	
ス			
ストロカイン	オキセサゼイン		

特徴・注意点・禁忌など

全身麻酔薬．麻薬指定．適応は麻酔のみであるが頑固な疼痛にも効果．筋注用と静注用で容量が違うので注意

口腔用ステロイド．口内炎に使用

BZ系では半減期は短い．抗不安・パニック効果が強い

ウインタミンを参照

抗NSAIDs潰瘍薬．PG製剤．妊婦には禁忌．1回200μg，1日4回

催眠鎮静作用をもつ抗不安薬でBZ系．睡眠導入薬

セロトニン・ノルアドレナリン再取り込み阻害薬（SNRI）．糖尿病性神経障害に伴う疼痛に適応あり．高血圧・頭痛・尿閉に注意

鎮静催眠薬であったが四肢欠損奇形児サリドマイド事件で販売中止．米国ではハンセン病治療薬．血管新生阻害作用あり．がん治療にも使用され，骨髄腫ではサリドマイドガイドラインあり．腫瘍壊死因子αの阻害作用あり．がんの悪液質にも期待されているが，使用にあたっては厳重な注意が必要

略称カマグ，カマ．緩下剤

H2ブロッカー．消化性潰瘍治療薬．上部消化管出血に適応

持続性ソマトスタチンアナログ．がん患者の消化管閉塞の症状緩和に適応．300μg/日，24時間持続皮下注

BZ系抗不安薬．鎮静，筋弛緩，抗痙攣作用あり．痙攣・筋緊張の疼痛軽減に役立つ

選択的セロトニン再取り込み阻害薬（SSRI）．うつ病，パニック障害に使用．25mg/日開始．モノアミン酸化酵素（MAO）阻害薬併用禁忌

NSAIDs．解熱鎮痛消炎薬

MARTA．糖尿病には禁忌．催眠効果が強い．注射剤（筋注）あるが適用は統合失調症における精神運動興奮．ザイディス錠は口腔内崩壊し服用しやすい．催眠効果が強い

急激に起こる筋肉の痙攣を伴う痛みに適用．副作用少ない

腸内で炭酸ガスが発生するため，蠕動運動が亢進し，排便促進

胃粘膜局所麻酔薬．食道炎，胃炎，消化器潰瘍の疼痛，酸症状に適応

付録　緩和医療において知っておきたい薬一覧

商品名	一般名	組成・剤形・容量*	他商品名
スルピリン	スルピリン水和物	末 注：25%（250 mg/1 mL, 500 mg/2 mL） 　　50%（500 mg/1 mL）	メチロン

セ

商品名	一般名	組成・剤形・容量*	他商品名
セチロ	ダイオウ末・センナ末・オウレン末・酸化マグネシウム・硫酸マグネシウム水和物		
セニラン	ブロマゼパム	錠：1 mg, 2 mg, 3 mg, 5 mg 坐剤：3 mg	
セルシン	ジアゼパム		
セルベックス	テプレノン		
セレコックス	セレコキシブ	錠：100 mg, 200 mg	
セレネース	ハロペリドール	錠：0.75 mg, 1 mg, 1.5 mg, 3 mg 細粒：1%, 内服液：0.2% 注：5 mg	
セロクエル	クエチアピンフマル酸塩	細粒：50% 錠：25 mg, 100 mg, 200 mg	
セロクラール	イフェンプロジル酒石酸塩	細粒：4% 錠：10 mg, 20 mg	

ソ

商品名	一般名	組成・剤形・容量*	他商品名
ゾメタ	ゾレドロン酸水和物（ビスホスフォネート製剤）	点滴静注：4 mg/100 mL, 4 mg/5 mL	
ソルダクトン	カンレノ酸カリウム	静注：100 mg, 200 mg	

タ

商品名	一般名	組成・剤形・容量*	他商品名
ダイアート	アゾセミド		
ダイアップ	ジアゼパム	坐剤：4 mg, 6 mg, 10 mg	
ダイアモックス	アセタゾラミド		
ダイオウ	ダイオウ		
タケプロン	ランソプラゾール	カプセル：15 mg, 30 mg OD錠：15 mg, 30 mg 静注：30 mg	
タペンタ	タペンタドール塩酸塩	錠：25 mg, 50 mg, 100 mg	

特徴・注意点・禁忌など
ピラゾロン系NSAIDs．注射薬はほかの解熱薬が効果ない場合に適応．ピリン系なのでピリン禁忌には不可
下剤
緩徐な催眠鎮静薬，抗不安薬，BZ系
ジアゼパム参照
胃粘液の分泌を増加させ，胃粘膜の保護や修復を促進
COX-2選択的阻害薬（NSAIDs）．術後，外傷後の消炎・鎮痛に適用．成人 初回400 mg，2回目以降200 mg 1日2回まで．頓用の場合は，初回400 mg，必要に応じて投与間隔を6時間以上として，以降200 mg，1日2回まで
抗精神病薬．せん妄，吐き気にも使用．テルフェナジン投与中は禁忌．ジストニア発作，悪性症候群に注意
抗精神病薬．統合失調症の治療薬（セロトニン-ドパミン拮抗薬）．強い不安感や緊張感，抑うつ状態に使用
脳循環代謝改善薬．NMDA受容体拮抗作用を有す．NMDA受容体拮抗薬として痛覚過敏を抑制するので鎮痛補助薬として用いられる（適用外）．効果は強くない．NMDA受容体拮抗薬（ケタミン）と比較し，精神症状の副作用が生じにくい
悪性腫瘍による高Ca血症，多発性骨髄腫による骨病変および固形がん骨転移による骨病変に適応．高Ca血症には15分以上かけて点滴（1週間以上の間隔）．骨転移には15分以上かけて点滴（3～4週間隔）
K保持性利尿薬．抗アルドステロン作用を示す
ヘンレ係蹄（ループ）の上行脚でNa^+，K^+-ATPaseの抑制によりNa^+および水の排泄を促進．持続性
催眠鎮静薬，抗不安薬，小児用で抗痙攣薬の適応
腎で炭酸脱水素酵素を抑制し，Na^+，HCO_3^-の尿細管再吸収を抑制．利尿効果．眼圧低下．てんかん発作抑制．炭酸ガスを減ずるので肺気腫に用いることもある
ダイオウ末，あるいは複方ダイオウ・センナ散など下剤
PPIで持続性あり．15 mgのみ低用量アスピリン・NSAIDs投与時の胃・十二指腸潰瘍の再発予防の適用あり
麻薬処方必要．中等度から高度のがん性疼痛に適用．1日50～400 mgを2回に分けて経口投与

付録　緩和医療において知っておきたい薬一覧

商品名	一般名	組成・剤形・容量*	他商品名
テ			
ディプリバン	プロポフォール	注：1％，2％	
テイロック	アレンドロン酸ナトリウム水和物（ビスホスフォネート製剤）	注：5 mg/2 mL，10 mg/4 mL	ボナロン，フォサマック
デカドロン	デキサメタゾンリン酸エステルナトリウム		
テグレトール	カルバマゼピン	錠：100 mg，200 mg 細粒：50％	
テトラミド	ミアンセリン塩酸塩	錠：10 mg，30 mg	
デパケン	バルプロ酸ナトリウム	錠：100 mg，200 mg 細粒：20，40％ シロップ：5％	
デパス	エチゾラム	錠：0.25 mg，0.5 mg，1 mg 細粒：1％	
デプロメール	フルボキサミンマレイン酸塩	錠：25 mg，50 mg，75 mg	
デュロテップMTパッチ	フェンタニル	パッチ：2.1 mg（1日放出量0.3 mg），4.2 mg（0.6），8.4 mg（1.2），12.6 mg（1.8），16.8 mg（2.4）	
ト			
ドグマチール	スルピリド		
トラマール	トラマドール塩酸塩	OD錠：25 mg，50 mg カプセル：25 mg，50 mg 注：100 mg	
トラムセット	アセトアミノフェン・トラマドール塩酸塩	錠：1錠中アセトアミノフェン325 mg・トラマドール塩酸塩37.5 mg	
ドラマミン	ジメンヒドリナート		
トラベルミン	ジフェンヒドラミンサリチル酸塩・ジプロフィリン	錠：1錠中ジフェンヒドラミンサリチル酸塩40 mg・ジプロフィリン26 mg 注：1 mL中ジフェンヒドラミンサリチル酸塩30 mg・ジプロフィリン26 mg	

特徴・注意点・禁忌など

全身麻酔の導入および維持，集中治療における人工呼吸中の鎮静に用いる静脈麻酔薬．脂肪乳剤なので感染に注意

高Ca血症には1回10 mgを4時間かけて点滴静注（上限20 mg/回）．再投与は1週間以上の間隔

リン酸エステルステロイド．半減期が長く抗炎症作用が強い．Na貯留少ない．緩和領域ではリンデロンとともに使用しやすい

抗てんかん薬．神経痛や精神症状の改善にも使用．三叉神経痛など神経障害性疼痛に効果．双極性障害に使用される

四環系抗うつ薬．不眠・せん妄に使用

抗痙攣薬．GABAトランスアミナーゼの阻害によって脳中のGABA濃度を増加させ焦点の異常興奮を抑制．ドパミン濃度を上昇，セロトニン代謝を促進させ，これらの脳内伝達物質の作用を介して脳内抑制系の賦活．双極性障害の躁状態を抑える．併用禁忌：カルバペネム系抗菌薬

抗不安作用が強いが，おだやかな鎮静作用，抗不安作用．精神的な緊張による種々の症状（不安，不眠など）を改善．催眠作用，抗うつ作用あり

うつ病，および強迫性障害，ならびに社会恐怖の治療薬

3日（72時間）ごとに貼り替え．温度上昇で吸収量が増加するので湯たんぽや入浴などには注意．腎不全でも投与量は変わらない．吸収に個人差が大きいのでオピオイドローテーション時には注意

胃・十二指腸潰瘍，うつ病・うつ状態の治療薬

麻薬処方のいらないオピオイド．弱オピオイド．最大投与量400 mg/日．1日4回分服．腎不全時は減量（血液透析患者では25～75 mg/日）．経口トラマドール300 mgは経口モルヒネ60 mgに相当．トラマドール注100 mgはモルヒネ10 mgに相当

非がん性慢性疼痛や抜歯後の鎮痛に適用．最大1回2錠，1日8錠

内耳に作用し，めまいやめまいに伴う鎮吐作用にも優れる．アポモルヒネによる嘔吐を抑制

悪心・嘔吐・めまいに1回1錠1日3～4回．オピオイド開始時の悪心に効果あり．注射薬あり

付録 緩和医療において知っておきたい薬一覧

商品名	一般名	組成・剤形・容量*	他商品名
トリプタノール	アミトリプチリン塩酸塩	錠：10 mg, 25 mg	
ドルミカム	ミダゾラム	注：10 mg/2 mL	
トレドミン	ミルナシプラン塩酸塩		

ナ

商品名	一般名	組成・剤形・容量*	他商品名
ナイキサン	ナプロキセン	錠：100 mg	
ナウゼリン	ドンペリドン	錠：5 mg, 10 mg OD錠：5 mg, 10 mg 細粒：1% ドライシロップ：1% 坐剤：10 mg, 30 mg, 60 mg	
ナロキソン	ナロキソン塩酸塩	注：0.2 mg/1 mL	

ノ

商品名	一般名	組成・剤形・容量*	他商品名
ノバミン	プロクロルペラジンマレイン酸塩（錠），プロクロルペラジンメシル酸塩（筋注）	錠：5 mg, 筋注：5 mg	
ノリトレン	ノルトリプチリン塩酸塩		

ハ

商品名	一般名	組成・剤形・容量*	他商品名
ハーセプチン	トラスツズマブ（遺伝子組み換え）	注：60 mg, 150 mg	
ハイスコ	スコポラミン臭化水素酸塩水和物	注：0.5 mg/1 mL	
ハイペン	エトドラク	錠：100 mg, 200 mg	
パキシル	パロキセチン塩酸塩水和物	錠：5 mg, 10 mg, 20 mg CR錠：12.5 mg, 25 mg	
パシーフ	モルヒネ塩酸塩水和物	カプセル（徐放剤）：30 mg, 60 mg, 120 mg	
パビナール	オキシコドン塩酸塩水和物・ヒドロコタルニン塩酸塩水和物	注：8 mg/1 mL	
パリエット	ラベプラゾールナトリウム	錠：10 mg, 20 mg	
ハルシオン	トリアゾラム	錠：0.125 mg, 0.25 mg	

ヒ

商品名	一般名	組成・剤形・容量*	他商品名
ピーガード	モルヒネ硫酸塩水和物	錠（徐放剤）：20 mg, 30 mg, 60 mg, 120 mg	

特徴・注意点・禁忌など
三環系抗うつ薬．神経障害性疼痛に用いる（適用外）
麻酔前投薬，全身麻酔の導入および維持あるいは集中治療における人工呼吸中の鎮静に適応．逆行性健忘が起こりやすい．緩和における鎮静に用いることが多い
SNRI
NSAIDs．消炎・鎮痛効果．慢性関節リウマチ，変形性関節症，腰痛症，頸肩症に適応．がん性疼痛によく使用される
抗ドパミン薬．吐き気や嘔吐に適応
モルヒネなどのオピオイドに対する拮抗薬．拮抗作用は呼吸抑制→鎮静→鎮痛の順で現れる
フェノチアジン系（ピペラジン側鎖）の定型抗精神病薬．脳のドパミン受容体を遮断する．抗ドパミン作用による吐き気や嘔吐を止める効果．オピオイド開始時の悪心・嘔吐を予防するため併用する
三環系抗うつ薬．作用が強いが，副作用が出やすいのが欠点．副作用としてめまい・立ちくらみ・ふるえ・吐き気・食欲不振・口の渇き・便秘
抗HER2ヒト化モノクローナル抗体による分子標的治療薬．HER2過剰発現の乳がん，治癒不能胃がんに適応
抗コリン作用．鎮静作用あり．皮下注．唾液分泌の抑制，麻酔前投薬，死前喘鳴に使用．副作用として霧視，調節障害，口渇，悪心・嘔吐，眠気，頭痛，めまい，排尿遅延などのほかに呼吸や循環抑制もみられることがある．少量から開始して慎重に投与する．緑内障には禁忌
NSAIDs．1回200 mg 1日2回，朝・夕食後
SSRI．抗うつおよび抗不安作用．うつ病，パニック障害に適応．1週ごとに増量．MAO阻害薬併用禁忌
投与1時間以内で発現．1日1回
麻薬，強力な鎮痛・鎮静・鎮咳作用．パビナール注15mgはモルヒネ注10mgに相当．オキシコンチン20mg/日内服→パビナール15mg/日注射相当（換算に注意）
消化性潰瘍用薬．PPI
催眠鎮静薬，抗不安薬．超短時間型で睡眠導入に用いる．一過性前向性健忘や精神症状を認めることあり
6～8時間で効果発現．1日1回

付録　緩和医療において知っておきたい薬一覧

商品名	一般名	組成・剤形・容量*	他商品名
ピリナジン	アセトアミノフェン	末	カロナール

フ

商品名	一般名	組成・剤形・容量*	他商品名
フェノバール	フェノバルビタール	錠：30 mg，注：100 mg 散：10％，原末	
フェンタニル	フェンタニルクエン酸塩	注：0.1 mg/2 mL，0.25 mg/5 mL	
フェントス	フェンタニルクエン酸塩	テープ：1 mg（1日放出量0.3 mg），2 mg（0.6），4 mg（1.2），6 mg（1.8），8 mg（2.4）	
ブスコパン	ブチルスコポラミン臭化物	錠：10 mg，注：20 mg	
プリンペラン	塩酸メトクロプラミド	錠：5 mg，細粒：2％ シロップ：0.1％，注：10 mg	
プルゼニド	センノシドA，B		アローゼン
ブルフェン	イブプロフェン		
プレドニン	プレドニゾロン	錠：5 mg	
プレペノン	モルヒネ塩酸塩水和物	注（シリンジ）：50 mg，100 mg	
フロベン	フルルビプロフェン	錠：40 mg，顆粒：8％	

ヘ

商品名	一般名	組成・剤形・容量*	他商品名
ペンタジン	ペンタゾシン	注：15 mg/1 mL，30 mg/1 mL 錠：25 mg	ソセゴン

ホ

商品名	一般名	組成・剤形・容量*	他商品名
ボルタレン	ジクロフェナクナトリウム	錠：25 mg カプセル：37.5 mg 坐剤：12.5 mg，25 mg，50 mg テープ：15 mg，30 mg ゲル：1％ ローション：1％	
ポンタール	メフェナム酸	錠：250 mg カプセル：250 mg 散：50％，細粒：98.5％ シロップ：3.25％	

マ

商品名	一般名	組成・剤形・容量*	他商品名
マイスリー	ゾルピデム酒石酸塩	錠：5 mg，10 mg	
マグラックス	酸化マグネシウム	錠	

特徴・注意点・禁忌など
解熱鎮痛消炎薬
バルビツール酸系の催眠・鎮静・抗痙攣薬．長時間型の催眠鎮静薬
麻酔，がん性疼痛に適応．合成麻薬．モルヒネに比し便秘の副作用少ない
24時間ごとに貼り替え．温度上昇で吸収量が増加するので湯たんぽや入浴などには注意．腎不全でも投与量は変わらない．吸収に個人差が大きいのでオピオイドローテーション時には注意
胃腸鎮痛鎮痙薬．抗コリン作用．消化管蠕動・分泌の抑制
ドパミン受容体を遮断し胃腸の蠕動を活発にする．嘔吐中枢を抑制
下剤．植物系の代表的な大腸刺激性下剤．アントラキノン系誘導体で，センナという薬用植物に由来
NSAIDs
副腎皮質ホルモン．経口投与で1〜2時間後に血中濃度最高になる
あらかじめプラスチック製注射器に充填されている．がん性疼痛に適応
NSAIDs
非麻薬性鎮痛薬．錠剤はがんにおける鎮痛のみに適応
NSAIDs．坐剤は一般病棟でよく使用
NSAIDs
非BZ系睡眠薬
下剤

付録 緩和医療において知っておきたい薬一覧

商品名	一般名	組成・剤形・容量*	他商品名
マルファ	水酸化アルミニウムゲル・水酸化マグネシウム	顆粒, 内服液	マックメット, マーロックス

ミ

商品名	一般名	組成・剤形・容量*	他商品名
ミルマグ	水酸化マグネシウム	錠, 懸濁液	

メ

商品名	一般名	組成・剤形・容量*	他商品名
メイラックス	ロフラゼプ酸エチル	錠:1 mg, 2 mg 細粒:1%	
メキシチール	メキシレチン塩酸塩	カプセル:50 mg, 100 mg	
メサペイン	メサドン塩酸塩	錠:5 mg, 10 mg	

モ

商品名	一般名	組成・剤形・容量*	他商品名
モービック	メロキシカム	錠:5 mg, 10 mg	
モニラック	ラクツロース	シロップ, 散	
モルヒネ（塩酸モルヒネ）	モルヒネ塩酸塩水和物	錠:10 mg, 原末 注:10 mg/1 mL, 50 mg/5 mL, 200 mg/5 mL	
モルペス	モルヒネ硫酸塩水和物	細粒（徐放剤）:2%, 6%	

ラ

商品名	一般名	組成・剤形・容量*	他商品名
ラキソベロン	ピコスルファートナトリウム水和物		
ラシックス	フロセミド		
ランドセン	クロナゼパム	細粒:0.1%, 0.5% 錠:0.5 mg, 1 mg, 2 mg	リボトリール
ランマーク	デノスマブ	皮下注:120 mg/1.7 mL	

リ

商品名	一般名	組成・剤形・容量*	他商品名
リスパダール	リスペリドン	錠:1 mg, 2 mg, 3 mg OD錠:0.5 mg, 1 mg, 2 mg 細粒:1% 内用液:1 mg/1 mL 筋注:25 mg, 37.5 mg, 50 mg	
リスミー	リルマザホン塩酸塩水和物	錠:1 mg, 2 mg	

特徴・注意点・禁忌など
複合制酸薬．透析療法を受けている患者には禁忌．長期投与によりアルミニウム脳症，アルミニウム骨症を起こす
便秘に使用
BZ系精神安定薬．催眠鎮静薬．抗不安薬．持続性心身安定薬
抗不整脈薬．糖尿病性神経障害に伴うしびれ感の改善に適応．神経障害性疼痛に使用（適用外）
強オピオイド鎮痛薬で治療困難ながん性疼痛に適用．他のオピオイドとの交差耐性が不完全で等鎮痛比は確立していない．初回投与量の換算比は投与前に使用していたオピオイド投与量により大幅に異なる．患者の状態，オピオイド耐性の程度，併用薬を考慮して適切な用量を決定する
NSAIDs．選択的COX-2阻害薬．1日1回投与
腸内でのアンモニアの吸収や生成を抑える．便を柔らかくする．下剤として使用
オピオイド．末は安価であるが服用しにくい．200 mgアンプルは5 mLなので皮下注に利用しやすい
粒が小さいのでチューブからの投与可能．1日2回
大腸刺激性下剤
ループ利尿薬
BZ系の抗てんかん薬．BZレセプターに結合しGABAニューロンに作用．適用外であるががん性疼痛，むずむず脚症候群，ミオクローヌス症状に効果
抗RANKLモノクローナル抗体（分子標的治療薬）でRANKLを阻害し骨転移に効果．4週間に1回120 mg皮下注．低Ca血症に注意しデノタスを併用．顎骨壊死や顎骨骨髄炎の副作用あり
抗セロトニン作用と抗ドパミン作用をあわせもつ非定型抗精神病薬．認知症関連の精神症状や高齢者の行動障害に対して用いると（適応外使用），死亡率が1.6〜1.7倍増加するという警告あり．対象となったのは，オランザピン（商品名：ジプレキサ），クエチアピン（同：セロクエル），リスペリドン（同：リスパダール）
催眠鎮静薬．抗不安薬

付録 緩和医療において知っておきたい薬一覧

商品名	一般名	組成・剤形・容量*	他商品名
リタリン	メチルフェニデート塩酸塩	錠：10 mg, 散：1%	
リボトリール	クロナゼパム		ランドセン
リリカ	プレガバリン	カプセル：25 mg, 75 mg, 150 mg	
リン酸コデイン	コデインリン酸塩水和物	錠：5 mg, 20 mg 散：1％, 10％	
リン酸ジヒドロコデイン	ジヒドロコデインリン酸塩	散：1%	
リンデロン	ベタメタゾン		

ル

商品名	一般名	組成・剤形・容量*	他商品名
ルーラン	ペロスピロン塩酸塩水和物	錠：4 mg, 8 mg, 16 mg	
ルボックス	フルボキサミンマレイン酸塩		デプロメール

レ

商品名	一般名	組成・剤形・容量*	他商品名
レスリン	トラゾドン塩酸塩	錠：25 mg, 50 mg	デジレル, アンデプレ
レペタン	ブプレノルフィン塩酸塩	注：0.2 mg/1 mL, 0.3 mg/1.5 mL 坐剤：0.2 mg, 0.4 mg	
レリフェン	ナブメトン	錠	
レンドルミン	ブロチゾラム	錠：0.25 mg	

ロ

商品名	一般名	組成・剤形・容量*	他商品名
ロキソニン	ロキソプロフェンナトリウム水和物	細粒：10%, 錠：60 mg	ロブ, スリノフェン, ロキソプロフェン
ロピオン	フルルビプロフェンアキセチル		
ロヒプノール	フルニトラゼパム	錠：1 mg, 2 mg 注：2 mg/1 mL	サイレース
ロペミン	ロペラミド塩酸塩		ロペラミド

ワ

商品名	一般名	組成・剤形・容量*	他商品名
ワイパックス	ロラゼパム	錠：0.5 mg, 1 mg	
ワコビタール	フェノバルビタールナトリウム	坐剤	
ワンデュロ	フェンタニル	パッチ：0.84 mg（1日放出量 0.3 mg）, 1.7 mg（0.6）, 3.4 mg（1.2）, 5 mg（1.8）, 6.7 mg（2.4）	

特徴・注意点・禁忌など

向精神薬．指定医薬品．要指示医薬品．中枢神経刺激薬．ナルコレプシーにのみ適応．本剤は，ナルコレプシーの診断，治療に精通し，薬物依存を含む本剤のリスクなどについても十分に管理できる医師のいる医療機関・管理薬剤師のいる薬局のもとでのみ処方可

BZ系の抗てんかん薬．GABAニューロンの作用を特異的に増強

神経障害性疼痛の適用がある数少ない薬．第一選択薬．1回75 mg 1日2回から開始（最大600 mg/日）．腎障害がある場合は減量．めまい，傾眠，眼症状に注意．老人では転倒に注意

1％散は非麻薬．鎮咳，鎮痛，下痢止め

1％散は非麻薬．鎮咳，下痢止めのほか，弱オピオイドとして鎮痛に用いる

副腎皮質ホルモン

セロトニン・ドパミンアンタゴニスト（SDA）抗精神病薬

SSRI．セロトニンに選択的に働き抗不安作用をもつ

適応はうつ病，うつ状態．鎮静が強い

非麻薬性鎮痛薬．術後，各種がんの鎮痛に適用されているが，がん性疼痛での使用頻度は減っている

NSAIDs

チエノジアゼピン系睡眠薬，短時間作用型

NSAIDs．最も一般に普及している．効果発現が早い

NSAIDs．リポ化製剤．がん性疼痛に適応．ゆっくり静注．1日3回程度

催眠鎮静薬．強力な睡眠作用．注射は興奮や鎮静に用いることもある．中時間作用型

下痢止め

抗不安薬

不眠症，てんかんに使用

24時間ごとに貼り替え．温度上昇で吸収量増加するので湯たんぽや入浴などには注意．腎不全でも投与量は変わらない．吸収に個人差が大きいのでオピオイドローテーション時には注意

INDEX

欧文

- A.S.P.E.N. ... 142
- death rattle ... 126, 127
- EBMとNBM ... 120
- MSコンチン® ... 184
- NMDA ... 101
- NSAIDs ... 61, 62
- NSAIDsの胃腸障害 ... 62
- NST ... 148
- oncologic emergency ... 162
- PCA ... 74
- SG® ... 184
- SGA ... 143
- SNRI ... 99
- SSRI ... 99
- VAS (NRS) の目標 ... 75
- WHOがん性疼痛ガイドライン ... 61, 78

和文

あ

- 挨拶をする ... 31
- 悪液質 ... 140
- アクリノール ... 182
- アシクロビル ... 182
- アズノール® ... 182
- アスピリン ... 182
- アズレンスルホン酸ナトリウム水和物 ... 182
- アセタゾラミド ... 190
- アセトアミノフェン ... 61, 62, 182, 186, 196
- アセリオ® ... 182
- アゾセミド ... 190
- アドレナリン ... 184
- アトロピン ... 182
- アナペイン® ... 182
- アネキセート® ... 182
- アブストラル® ... 182
- アプレピタント ... 184
- アヘン ... 182
- アヘンチンキ ... 182
- アミトリプチリン塩酸塩 ... 194
- アモキサピン ... 182
- アモキサン® ... 182
- アモバン® ... 182
- アラセナ®-A ... 182
- アルダクトン®A ... 182
- アルプラゾラム ... 188
- アレディア® ... 182
- アレビアチン ... 182
- アレンドロン酸 ... 184
- アレンドロン酸ナトリウム水和物 ... 184, 192
- アローゼン® ... 184
- アンペック® ... 184
- 安楽死の問題 ... 176

い〜え

- イーフェン®バッカル ... 184
- 医師法第21条 ... 173
- 異状死 ... 173
- 痛みのアセスメント ... 80
- 痛みのケア ... 19
- イフェンプロジル酒石酸塩 ... 190
- イブプロフェン ... 196
- イメンド® ... 184
- 医療者であることを伝える ... 33
- 医療面接のあいうえお ... 29
- 医療用麻薬 ... 87
- イレッサ® ... 184
- インテバン® ... 184
- インドメタシン ... 184
- インドメタシンファルネシル ... 184
- インフリー® ... 184
- ウインタミン® ... 184
- 訴えをきく ... 35
- 栄養評価 ... 143
- エチゾラム ... 192
- エトドラク ... 184, 194
- エピペン® ... 184
- エリスロシン® ... 184
- エリスロマイシンステアリン酸塩 ... 184
- エルカトニン ... 184
- エルシトニン® ... 184
- 塩酸セルトラリン ... 188
- 塩酸メトクロプラミド ... 196
- 援助 ... 36

INDEX

お

オープンクエスチョン	39
オキシコドン塩酸塩水和物	184, 186
オキシコンチン®	184
オキセサゼイン	188
オキノーム®	186
オキファスト®	186
オクトレオチド塩酸塩	188
オピアト®	186
オピオイドが過量	92
オピオイドの換算の目安	84
オピオイドローテーション	70, 84
オピスコ®	186
オピスタン®	186
オプソ®	186
オメプラール®	186
オメプラゾール	186
オランザピン	188

か〜き

カイトリル®	186
かきくけこ法	43
ガスコン®	186
ガスター®	186
ガストロゼピン	186
ガスモチン®	186
カディアン®	186
果糖濃グリセリン	186
ガバペン®	186
ガバペンチン	186
カルバマゼピン	192
カロナール®	186
カロリール® ゼリー	186
がん手術の変遷	16
乾性の咳	130
カンレノ酸カリウム	190
キシロカイン®	186
急性副腎不全	163
強オピオイド	65
共感的対応	26, 50, 51
胸腔穿刺方法	131
胸水	131
筋痙攣	97

く〜こ

クエチアピンフマル酸塩	190
くも膜下鎮痛法	113
グラニセトロン塩酸塩	186
グラン®	186
グリセオール®	186
クリノリル®	186
クロザピン	186
クロザリル®	186
クロナゼパム	198, 200
クロルプロマジン塩酸塩	184, 188
傾聴	26, 35, 47
ケタミン塩酸塩	188
ケタラール®	188
ケナログ®	188
ゲフィチニブ	184
抗うつ薬	98
高カルシウム血症	165
抗がん剤治療	119
抗痙攣薬	99
硬膜外ブロック	113
ゴーストピル	92
呼吸困難	123
告知	47
姑息手術	115
姑息的治療	110
骨転移痛	96
コデインリン酸塩水和物	200
コンスタン®	188
コントミン®	188

さ〜し

サイトテック®	188
サイレース®	188
サインバルタ®	188
サリドマイド	188
サレド®	188
酸化マグネシウム	188, 196
ザンタック®	188
サンドスタチン®	188
ジアゼパム	188, 190
ジェイゾロフト®	188
ジクロフェナクナトリウム	196
死前喘鳴	126, 127
持続皮下注入法	150
ジソペイン®	188
湿性の咳	130
ジヒドロコデインリン酸塩	200
ジプレキサ®	188
死別体験	172

死別のケア ……………… 170	セレコックス® ……………… 190	デプロメール® ……………… 192
ジメチコン® ……………… 186	セレネース® ……………… 190	デュロキセチン塩酸塩 …… 188
ジメンヒドリナート ……… 192	セロクエル® ……………… 190	デュロテップ®MTパッチ
弱オピオイド ……………… 63	セロクラール® ……………… 190	……………… 192
芍薬甘草湯 ……………… 188	センノシドA，B …… 184, 196	トータルペイン ……………… 21
主観的包括的評価 ……… 143	せん妄 ……………… 155	ドグマチール® ……………… 192
消化管閉塞 ……………… 96	ゾピクロン ……………… 182	トラスツズマブ ……………… 194
上大静脈症候群 …… 115, 163	ゾメタ® ……………… 190	トラゾドン塩酸塩 ……… 200
食事 ……………… 139	ソルダクトン® ……………… 190	トラベルミン® ……………… 192
神経障害性（神経因性）疼痛	ゾルピデム酒石酸塩 …… 196	トラマール® ……………… 192
……………… 97, 98	ゾレドロン酸水和物 …… 190	トラマドール塩酸塩 … 65, 192
神経ブロック ……………… 111		ドラマミン® ……………… 192
新レシカルボン® ……… 188	## た〜と	トラムセット® ……………… 192
	ダイアート® ……………… 190	トリアゾラム ……………… 194
## す〜そ	ダイアップ® ……………… 190	トリアムシノロンアセトニド
水酸化マグネシウム …… 198	ダイアモックス® …………… 190	……………… 188
スコポラミン臭化水素酸塩水	ダイオウ ……………… 190	トリプタノール ……………… 194
和物 ……………… 194	タケプロン® ……………… 190	ドルミカム® ……………… 194
ステロイド ……………… 101	タペンタ® ……………… 190	トレドミン® ……………… 194
ステント ……………… 117	タペンタドール塩酸塩 …… 190	ドンペリドン ……………… 194
ストロカイン® ……………… 188	チーム医療 ……………… 69	
スピリチュアルペイン …… 24	鎮痛補助薬 …… 95, 96, 97	## な〜の
スピロノラクトン ……… 182	ディプリバン® ……………… 192	ナイキサン® ……………… 194
スリンダク® ……………… 186	テイロック® ……………… 192	ナウゼリン® ……………… 194
スルピリド ……………… 192	デカドロン® ……………… 192	ナブメトン ……………… 200
スルピリン ……………… 190	デキサメタゾンリン酸エステル	ナプロキセン ……………… 194
脊椎への転移 ……… 115	ナトリウム ……………… 192	ナロキソン ……………… 194
セチロ® ……………… 190	テグレトール® ……………… 192	ナロキソン塩酸塩 ……… 194
セデーション ……………… 129	テトラミド® ……………… 192	ノバミン® ……………… 194
セニラン® ……………… 190	デノスマブ ……………… 198	ノリトレン® ……………… 194
セルシン® ……………… 190	デパケン® ……………… 192	ノルトリプチリン塩酸塩 … 194
セルベックス® ……………… 190	デパス® ……………… 192	
セレコキシブ ……………… 190	テプレノン ……………… 190	

INDEX

は〜ひ

ハーセプチン® ……………… 194
ハイスコ® …………………… 194
ハイペン® …………………… 194
パキシル® …………………… 194
パシーフ® …………………… 194
パビナール® ………………… 194
パミドロン酸二ナトリウム水和物 …………………………… 182
パリエット® ………………… 194
ハルシオン® ………………… 194
バルプロ酸ナトリウム ……… 192
パロキセチン塩酸塩水和物 …………………………… 194
ハロペリドール ……………… 190
ピーガード® ………………… 194
皮下注 ………………… 149, 152
ピコスルファートナトリウム水和物 …………………………… 198
ビダラビン® ………………… 182
悲嘆のプロセス ……………… 170
病的骨折 ……………………… 118
ピリナジン® ………………… 196
ピレンゼピン塩酸塩水和物 …………………………… 186

ふ〜ほ

ファモチジン® ……………… 186
フィルグラスチム …………… 186
フェニトイン ………………… 182
フェノバール® ……………… 196
フェノバルビタール … 196, 200
フェンタニル
 ………… 78, 192, 196, 200
フェンタニルクエン酸塩
 ………… 182, 184, 196
フェントス® ………………… 196
腹水 …………………………… 135
ブスコパン® ………………… 196
ブチルスコポラミン臭化物
 …………………………… 196
腹腔神経叢ブロック ………… 112
腹腔穿刺 ……………………… 136
ブプレノルフィン ……………… 64
ブプレノルフィン塩酸塩 …… 200
プリンペラン® ……………… 196
プルゼニド® ………………… 196
フルニトラゼパム …… 188, 200
ブルフェン® ………………… 196
フルボキサミンマレイン酸塩
 ………………… 192, 200
フルマゼニル ………………… 182
フルルビプロフェン ………… 196
フルルビプロフェンアキセチル
 …………………………… 200
プレガバリン ………………… 200
プレドニゾロン ……………… 196
プレドニン® ………………… 196
プレペノン® ………………… 196
フロセミド …………………… 198
ブロチゾラム ………………… 200
フロベン® …………………… 196
プロポフォール ……………… 192
ブロマゼパム ………………… 190
ベタメタゾン ………………… 200
ペチジン塩酸塩 ……………… 186
ペロスピロン塩酸塩水和物
 …………………………… 200
ペンタジン® ………………… 196
ペンタゾシン …………… 64, 196
ボルタレン® ………………… 196
ポンタール® ………………… 196

ま〜も

マイスリー® ………………… 196
マグラックス® ……………… 196
マルファ® …………………… 198
慢性疼痛 ………………………… 60
ミアンセリン塩酸塩 ………… 192
味覚障害 ……………………… 142
ミソプロストール …………… 188
ミダゾラム …………………… 194
看取り ………………………… 171
ミルナシプラン塩酸塩 ……… 194
ミルマグ® …………………… 198
メイラックス® ……………… 198
メキシチール® ……………… 198
メキシレチン塩酸塩 ………… 198
メサドン® ……………………… 71
メサドン塩酸塩 ……………… 198
メサペイン® ………………… 198
メチルフェニデート塩酸塩
 …………………………… 200
メフェナム酸 ………………… 196
メロキシカム ………………… 198
モービック® ………………… 198
モサプリドクエン酸塩水和物
 …………………………… 186
モニラック® ………………… 198
モフェゾラク ………………… 188
モルヒネ ……………………… 198

205

モルヒネ塩酸塩水和物
　　… 184, 186, 194, 196, 198
モルヒネ硫酸塩水和物
　　　　 184, 186, 194, 198
モルペス® ……………… 198

ゆ・よ

輸液 ……………………… 139
癒着剤 ………………… 132, 138
予期悲嘆 ………………… 171

ら〜ろ

ラキソベロン® ………… 198
ラクツロース ……… 186, 198
ラシックス® …………… 198
ラニチジン塩酸塩 …… 188
ラベプラゾールナトリウム
　　……………………… 194
ランソプラゾール …… 190
ランセン® ……………… 198
ランマーク® …………… 198
理解的対応 ………… 26, 51
リスパダール® ………… 198
リスペリドン …………… 198
リスミー® ……………… 198
リタリン® ……………… 200
リドカイン ……………… 186
リボトリール® ………… 200
リリカ® ………………… 200
リルマザホン塩酸塩水和物
　　……………………… 198
リンデロン® …………… 200
リン酸コデイン ………… 200
リン酸ジヒドロコデイン … 200
ルーラン® ……………… 200
ルボックス® …………… 200
レスキュー ………… 73, 85
レスリン® ……………… 200
レペタン® ……………… 200
レリフェン® …………… 200
レンドルミン …………… 200
ロキソニン® …………… 200
ロキソプロフェンナトリウム水
　和物 …………………… 200
ロピオン® ……………… 200
ロピバカイン塩酸塩水和物
　　……………………… 182
ロヒプノール® ………… 200
ロフラゼプ酸エチル …… 198
ロペミン® ……………… 200
ロペラミド塩酸塩 ……… 200
ロラゼパム ……………… 200

わ

ワイパックス® ………… 200
ワコビタール® ………… 200
ワンデュロ® …………… 200

[著者略歴]

沢村敏郎（Toshiro Sawamura）
医療法人社団 一陽会服部病院 理事

　昭和55年弘前大学医学部卒業．神戸大学第二外科で呼吸器外科，心臓血管外科，小児外科，消化器外科そして内分泌外科を研修．人工臓器を研究．平成3年国立篠山病院外科医長．平成9年国立大阪病院外科医長．その後国立病院機構大阪医療センター外科，がんサポートチーム，栄養管理部長．平成18年医療法人社団一陽会服部病院理事．平成19年三郎記念クリニック院長．平成21年甲南女子大学看護リハビリテーション学部看護学科教授．

本書は『あらゆる「痛み」を診る力がつく 緩和医療レッスン』（2008年発行）を改題した改訂版です

緩和医療の基本と実践、手とり足とり教えます
がん患者さんの身体と心の痛みの診かた

『あらゆる「痛み」を診る力がつく 緩和医療レッスン』として	著　者　　沢村敏郎
2008年6月10日　第1刷発行	発行人　　一戸裕子
2013年6月10日　第3刷発行	発行所　　株式会社 羊　土　社
『緩和医療の基本と実践、手とり足とり教えます』へ改題	〒101-0052 東京都千代田区神田小川町2-5-1
2015年3月20日　第1刷発行	TEL　　03（5282）1211 FAX　　03（5282）1212 E-mail　eigyo@yodosha.co.jp URL　　http://www.yodosha.co.jp/
ⓒ YODOSHA CO., LTD. 2015 Printed in Japan	装　幀　　ペドロ山下
ISBN978-4-7581-1766-1	印刷所　　日経印刷株式会社

本書に掲載する著作物の複製権，上映権，譲渡権，公衆送信権（送信可能化権を含む）は（株）羊土社が保有します．
本書を無断で複製する行為（コピー，スキャン，デジタルデータ化など）は，著作権法上での限られた例外（「私的使用のための複製」など）を除き禁じられています．研究活動，診療を含み業務上使用する目的で上記の行為を行うことは大学，病院，企業などにおける内部的な利用であっても，私的使用には該当せず，違法です．また私的使用のためであっても，代行業者等の第三者に依頼して上記の行為を行うことは違法となります．

JCOPY ＜(社)出版者著作権管理機構 委託出版物＞
本書の無断複写は著作権法上での例外を除き禁じられています．複写される場合は，そのつど事前に，(社)出版者著作権管理機構（TEL 03-3513-6969，FAX 03-3513-6979，e-mail：info@jcopy.or.jp）の許諾を得てください．

羊土社のおすすめ書籍

改訂第4版 がん化学療法レジメンハンドブック

治療現場で活かせる知識・注意点から服薬指導・副作用対策まで

日本臨床腫瘍薬学会／監，
遠藤一司，加藤裕芳，松井礼子／編

抗がん剤の投与スケジュールや注意点が一目でわかる大好評書，新薬を大幅追加し充実の改訂！前投薬や投与速度，輸液を含めたレジメンの他，副作用，服薬指導，調製法も掲載．がん診療に携わる全てのスタッフ必携！

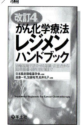

- 定価（本体 4,400円＋税）
- B6変判 ■ 599頁 ■ ISBN978-4-7581-1769-2

症例で身につく がん疼痛治療薬

効果判定から薬の増減，次の一手まで，患者にあった処方がわかる

山口重樹，下山直人／編

がん疼痛の治療薬を網羅し，各薬剤の使い分け・組み合わせ方を症例をもとに解説．がん種・痛みの出現状況に応じた具体的な処方がわかる．治療初期から終末期まで役立つ1冊！がん治療に携わる全医療スタッフ必携！

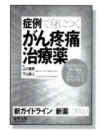

- 定価（本体 5,400円＋税）
- A5判 ■ 487頁 ■ ISBN978-4-7581-1754-8

治療が劇的にうまくいく！ 高齢者の栄養 はじめの一歩

身体機能を低下させない疾患ごとの栄養管理のポイント

大村健二，葛谷雅文／編

高齢者の治療のカギは栄養管理にあり！若年者とは異なる高齢者の消化吸収能や代謝から，疾患・状況ごとの特徴と栄養管理まで解説．さらに症例提示で具体的な対処法も学べる．高齢者診療にかかわる全ての方にオススメの1冊！

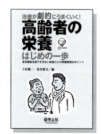

- 定価（本体 3,600円＋税）
- A5判 ■ 221頁 ■ ISBN978-4-7581-0896-6

がん化学療法副作用対策ハンドブック

副作用の予防・治療から，抗がん剤の減量・休薬の基準，外来での注意点まで

岡元るみ子，佐々木常雄／編

がん治療に携わるすべての医療スタッフ必携！具体的な処方例で副作用の予防・治療にすぐ役立つ！副作用症状の頻度・発現時期をビジュアルに解説しており，抗がん剤の用量調整，患者指導も上手くなる充実の1冊！

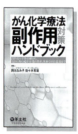

- 定価（本体 4,200円＋税）
- B6変判 ■ 375頁 ■ ISBN978-4-7581-1700-5

発行 羊土社 YODOSHA　〒101-0052 東京都千代田区神田小川町2-5-1　TEL 03(5282)1211　FAX 03(5282)1212
E-mail：eigyo@yodosha.co.jp
URL：http://www.yodosha.co.jp/

ご注文は最寄りの書店，または小社営業部まで